第 8 版

临床伦理学
医学实践中的伦理学决策

Clinical Ethics
A Practical Approach to Ethical Decisions in Clinical Medicine

U0391112

人民卫生出版社
·北 京·

注　意

　　医学是一门知识不断更新且与时俱进的科学。科学研究的不断进步与临床经验的积累,促使我们要不断根据实际情况调整治疗与用药方式。本书的作者和出版者已经确认了信息来源可靠、信息完整,与现有出版物中的标准相符。然而,考虑到在医学科学中,可能有人为误差或者变化出现,作者、出版者及其他相关人员不能保证本书包含的内容在各个方面都是精确的或者完全的,且拒绝为任何错误、疏忽或者从本书的信息中获得的结果负责。我们鼓励读者通过其他途径来验证本书中包含的信息。例如,我们建议读者查阅所要使用药物包装中附带的产品说明书,从而确认本书中的信息是否准确,并确认这些变化不会影响推荐使用剂量或影响药物禁忌证的判断。这个建议在推荐使用新药或不常用的药物时尤为重要。

第 8 版

临床伦理学
医学实践中的伦理学决策

Clinical Ethics
A Practical Approach to Ethical Decisions in Clinical Medicine

原　著　Albert R. Jonsen　Mark Siegler　William J. Winslade
主　译　万　静
主　审　丛亚丽
副主译　张元珍　陈志桥
译　者（以姓氏笔画为序）

丁氏兰瑛　干学东　万　静　马于林　王智泉　方　冬　方　奇
叶启发　冯雨嘉　刘翠怡　李　亚　李　曙　李凯勇　李佳玲
肖　娟　吴黛倩　何　勃　张　伟　张元珍　张诗琴　陈　曦
陈志桥　陈卓彬　邵　华　林　军　林明莹　赵　旻　胡笑容
钟　娅　姚述远　陶子奇　黄建英　梅　斌　梁　辰　巢升平
彭　松　鲁志兵　童传凤　魏宝柱

秘　书　雷　红

人民卫生出版社
·北　京·

目　　录

引　言

本书的主要内容为临床工作者在患者治疗过程中所遇到的伦理学问题。为了在现代医学环境下更好地进行临床实践，临床工作者和希望成为临床工作者的人都必须了解伦理问题，如知情同意书、决策能力、代理决策、实情告知、保密性、隐私权、临床研究和临床关怀之间的差异及临终关怀。临床工作者必须在日常的医疗工作中运用这些知识。这里提到的临床工作者，不仅指医生，还包括护士、社会工作者、心理学家、临床伦理学家、医疗技术人员和其他对患者利益负责的人，同时也包括即将进入这些行业的学生。我们特别希望这本书可以帮助医院伦理委员会的工作人员，因为他们常常需要为有伦理困境的临床实践提供合理的解决方案。

在每一次临床工作者与患者的临床接触当中，都会存在伦理问题，医学技术与伦理道德密不可分。临床治疗工作的核心特征是将道德责任感渗透到医患关系之中。现代医生通过专业的医疗身份与患者达成正常的医患关系，这种身份意味着有义务为患者提供称职的医疗服务，保护患者的隐私，真诚而富有同情心地同患者交流。医生必须做到如同希波克拉底所说的"去帮助而不是去伤害"患者。在当代复杂的医学科学实践中，这一箴言并不像看上去那么简单。

在一般的诊疗过程中，临床治疗工作和道德责任是可以相互协调共存的。原因是患者和医生有一个共同的目标：解决临床问题和满足患者的需求。例如，当患者有严重的咳嗽和喘息需要缓解，医生会使用正确的方法去诊断和治疗。在这种情况下，若患者咳嗽喘息的原因是轻度哮喘发作，那么医生针对哮喘的治疗将会卓有成效，患者也会对疗效比较满意。但如果情况再复杂一些，这个患者的咳嗽喘息是因为肿瘤阻塞了呼吸道，那么疾病可能会威胁患者的生命，后续的治疗将会比较复杂，并且可能无效。在这种复杂情况下，融洽的医患关系可能会被所谓的伦理学困境所打破:这一困境指当道德与责任相冲突、两者的意义不明或两者相混淆时,对正确诊疗行为的怀疑。例如,医生的治疗方案被患者拒绝,或者患者因为没有医疗保险无法承担昂贵的医疗费用。这种情况下,原本可以使临床工作者与患者达成正常医疗关系的伦理学原则开始相互冲突,这种冲突往往阻碍了医疗决策实施的进程。有时,上述困境和冲突会变得极端,让各方都感到痛苦。综上所述,本书旨在从伦理学层面阐明上述"困境"阻碍临床决策的情景,并且试图就如何解决"困境"提出建议。

这本书的书名是《临床伦理学:医学实践中的伦理学决策》,临床伦理学应用一系列的方法以解决临床医学中的伦理学问题,属于"生物伦理学"这一大的学科范畴。"生物伦理学"涵盖了哲学、卫生法、交流技巧和临床医学,生物伦理学家们必须熟练掌握这些内容。然而,临床工作者在日常工作中仅需了解一些基本的伦理学知识,如知情同意书、授权委托和临终关怀。临床工作者们应该能够识别伦理问题,并得出合理的结论和临床建议。本书提供了辨别伦理学问题及分析、解决问题的方法,这种方法对任何临床工作者分析治疗患者时遇到的伦理问题都十分有用。

Jonsen AR. *The Birth of Bioethics*. New York, NY: Oxford University Press, 1998.

Jonsen AR. *A Short History of Medical Ethics*. New York, NY: Oxford University Press, 1999.

四个主题

每个临床病例都是由大量的临床细节组成,所以临床医生为了完成诊断和治疗的推理过程必须进行分析。临床医生们均在早期的训练中学习了通用的病历模块用以组织归纳大量的临床细节:主诉、现病史、既往史、体检结果、实验室检查结果被分类到这些模块里,进而指导临床医生决定诊断和治疗。

正如临床病例需要一种数据分类的方法一样,伦理案例也需要一种方法来收集、分类和整理案例中提出的事实和观点。我们在此提出从"四个主题"来进行伦理推理:医疗适应证、患者意愿、生命质量和情境特征。这四个主题提供了一种用于对临床伦理问题进行收集、分类和排序的模式。每个主题都可以用与伦理问题相关的临床案例来进行解释。四个主题中的所有内容将被结合在一起考虑并以此形成临床案例伦理学层面的综合分析图。临床推理从病例收集的事实出发,通过将这些事实分类成合理的因果关系模式,从而进行初步诊断。同样,临床伦理推理也应从事实出发,对案例中的伦理问题的陈述应遵循对案例事实清晰、完整地收集。

生物伦理学中归纳出四项与临床医学息息相关的伦理学原则:有利原则、不伤害原则、尊重自主权原则和公正原则。一些生物伦理学家还在其中融入移情、同情、忠实、正直等其他道德标准。生物伦理学文献中详细讨论了这些原则及道德标准。在本书中,我们只能简要地解释它们。我们更倾向于引导读者的注意力集中在这些一般原则是如何与临床案例的具体情况相联系的,以及它们如何在特定情况下指导行动。我们的四个主题构成了每一个临床案例的基本伦理结构。这本书每个主题都用一章来阐述,在引言后和本书末尾可以看到它们的简图。图表介绍了每个主题提出的特定问题及不同临床案例的情况,由于是以象限形式来显示这些主题,所以本书的许多使用者把这四个主题称为"四个匣子"。我们接受这个说法,因为这有助于解释在临床中如何更好地使用这四个主题。在某种程度上,每个主题都是一个"匣子",我们可以在其中对临床案例的情况进行排序和评估。

这四个主题是:①医疗适应证(medical indications,MI),指针对病例中患者疾病的诊断和治疗干预措施。②患者意愿(patient preference,PP),指患者对其治疗的选择,或当患者无法进行选择时,其授权委托人的决定。③生命质量(quality of life,QL),指患者治疗前后对其生活的满意度、愉悦度、幸福感或产生痛苦、行为障碍的程度。④情境特征(contextual features,CF),指任何特定的影响医疗决策的临床案例所处的社会、机构、财务和法律环境。

临床伦理学中的伦理推理

临床伦理学是一套实践性的方法论,这套方法论不仅仅简单地通过收集和整理事实证据来区分问题,它必须同时指导实践。也就是说,它必须能够引领我们去识别和解决伦理问题。伦理问题为临床决策工作带来了许多阻力,而临床伦理学则通过这套方法论指导我们如何排除这些阻力。临床伦理学很少去评判道德与不道德,好与坏,对与错。它更多的是在可选的方案中寻找更好的、更合理的解决方案。本书的方法论试图去引导临床工作者和其他牵涉到案例中的人找到合理的解决方案。

要想进行良好的伦理学问题鉴定,仅仅收集案例信息是不够的。必须将收集的信息分为相关和不相关、重要和不重要,"匣子"有助于进行分类。有时候当数据收集完并且合理分类后,其中一个比较明显的"匣子"中会突现出用以鉴定伦理学问题的"相关信息"。往往一件案例中的"背景信息"会偏向其中一项"伦理学原则",而此项原则在接下来的案例分析中将起到至关重要的作用。在继续讨论之前,我们必须承认,有些伦理问题表面看上去似乎无法解决(这些问题通常被称为两难困境)。但我们不认为每一个伦理问题都是无法解决的两难困境,即使是最复杂的问题也有其解决方法。我们提出了一种方法,对分类后的信息进行"权衡",从而得出一个解决方案,并由临床医生或伦理学家向被伦理问题困扰的患者或同事提供建议。

"权衡"这个词经常出现在有关伦理学的文章中。我们在标准和原则之间相互权衡,以辨别它们之中谁更重要,或谁更能说服他人。近年来最著名的伦理论是 John Rawls 的《正义论》(*Theory of Justice*),他提出了"反思性均衡",这意味着一种平衡。生物伦理学的主要教材是 *Principles of Biomedical Ethics*。我们关于伦理学问题"权衡"和"平衡"的建议不像这些作者提出的方法那样详尽,或具有更深刻的哲学性,但我们相信,它更容易被临床伦理学家和临床医生使用。我们不寻求任何形式的平衡,临床医学的情景太复杂,无法提供理想的解决方案。相反,我们是在寻找导致不同选择的情境。换句话说,我们企图在考虑所有事实的情况下,基于临床事实和伦理问题寻找一个合理的结论,从而引导我们做出更好的决定。

有一些非常重要的伦理原则,如有利原则、不伤害原则和尊重自主权原则,大家可能认为这些原则很重要。然而,我们不认为原则或规范本身很重要,恰恰相反,我们认为原则在应用于特定案例的伦理推理时更重要。因此,虽然整个医疗史都表明医疗适应证的基本伦理原则"不伤害原则"是一个非常重要的原则,但在没有已知治疗手段能够治愈患者疾病的情况下,它的重要性要小得多。或者更准确地说,在这种情况下,它的重要性已经从实施治疗干预的责任转变为提高患者生命质量的责任。

四个主题和与之相关的原则都有助于伦理问题的解决。陷入一个主题之中或只抓住一个原则作为解决方案是错误的：要权衡案例的所有要素，即所有相关的情况和原则。将整体以及所有要素都纳入考虑后才能得出最终的决定。有时候你可能会想"或许这就是正确的解决方法了"，但它究竟是不是还需要经过各个方面的权衡。我们不断地想起Dr. William Osler 在一百多年前提出的睿智的见解：医学是一门不确定的科学，是一门概率的艺术。

一个临床案例出现伦理问题可能源于双方的分歧，他们不是敌对的双方，相反，他们都在为患者寻求最好的解决方案。这些分歧往往可以通过冷静思考后互相交换意见来解决。根据我们的经验，以下简单的问题将有助于临床医生发现分歧的根源：①我是否未能与患者及其家人有效沟通？②不同的医护人员与患者及家属沟通的内容是否不一致？③患者的决策能力是否因恐惧或疼痛而降低？④患者是否对我个人或对医疗机构缺乏信任？⑤患者的价值观和信念是否与我的有很大的不同，以至于我们追求的目标不同？最后如果仍然不能达成一致意见，可以求助于外部的调解。

Dubler NN, Liebman CB. *Bioethics Mediation: A Guide to Shaping Shared Solutions.* New York, NY: United Hospital Fund of New York; 2004.

在我们的实际操作中还有最后一步，那就是在确定和评估了伦理问题后，必须形成解决方案。通常由临床医生经过深思熟虑形成最后的建议，并对患者或其他决策者提出此建议。最终建议将基于对与案例中与伦理原则有关的事实评估，这种评估也可以通过与类似病例进行比较和检验来进行。毫无疑问，在医学上，每个案例都是独特的，每个患者都是特殊的个体。然而，这个案例会和其他案例有很多相似点。其他案例可能已经被完整全面地分析过，甚至可能被法律所裁定，可以用于引导现在这个案例。这些案例被称为病案范例。参考病案范例并不能证明一个案例被很好地评估，对案例的分析只是可以与最相近的案例比较来指导临床工作者。需要指出的是，一些很相似的案例之间也有很多细微的差别。现在的案例可能比先前的案例更复杂，或者因为技术革新出现了新的问题。临床工作者和伦理学家需要熟悉病案范例，并需要鉴别与现在的案例之间的区别和联系。

本书每个章节都采用了四个主题中的一个。每个章节都始于一些综合考虑和与主题最相关的伦理学原则。每一个主题下都提出了一些可以例证主要事件的问题。在案例中阐明了与主题相关的伦理学矛盾发生的临床情况。在生物伦理学文献中，评论提供的是有意义的建议。

临床伦理学相关参考资料

在每个讨论临床伦理问题的部分，我们还提供了一般问题的重要信息简述，例如不再心肺复苏或者停止维持生命支持的命令。我们在简述中提到的问题已经在生物伦理学中讨论。参考下面提及的这些图书，读者可以找到更多拓展讨论和参考资料。医学伦理学主要的参考书是 Jennings B 主编的 *Bioethics*（以前称为 *The Encyclopedia of Bioethics*），这本书阐明了伦理学的主要概念。标准的伦理学教科书是 *Principles of Biomedical Ethics*。另有三本书包含了更全面的治疗，有助于解决伦理学困境：*Resolving Ethical Dilemmas：A Guide for Clinicians*，*The Cambridge Textbook of Bioethics* 和 *The Oxford Handbook of Bioethics*。

生物伦理学和医学杂志上可以找到很多伦理学文献。由于它们质量参差不齐，我们决定只参考期刊文献。我们会引用经典的文章，或者我们认为对某些问题的讨论特别有帮助的文章。主要的生物伦理学期刊有：*Hastings Center Report*，*American Journal of Bioethics*，*Journal of Medical Ethics*，*Cambridge Quarterly for Healthcare Ethics* 和 *Theoretical Medicine*，*and Journal of Clinical Ethic*，其中后者与临床伦理学最为相关。生物伦理学的文章同样还收录在 PubMed 网站（www. ncbi. nlm. nih. gov/pubmed）上。关于生物伦理学的文献可以在几个专门的网站上找到，特别是乔治敦大学的国家生物伦理文献参考中心（www. georgetown. edu/research/nrcbl/orgs. htm）和国家健康研究所的临床伦理学中心（www. nih. gov/sigs/bioethics）。

致谢

作者对以下提供意见和帮助的人表示由衷的感谢：Drs. David Brush，Daniel Brauner，Michael Cantwell，Farr Curlin，Emily Landon，Lainie Ross，William Stewart，Daniel Sulmasy，Rushika Mishra 和 Ms. Donna Vickers，Mr. Wesley McGaughey。

参考文献

American Medical Association. *AMA Journal of Ethics*. journalofethics.ama-assn.org. Accessed February 28, 2015.

Beauchamp TL, Childress JF. *Principles of Biomedical Ethics*. 7th ed. New York, NY: Oxford University Press; 2013.

BMJ Publishing Group, British Medical Association. *Journal of Medical Ethics*. jme.bmj.com.

Cambridge Quarterly of Healthcare Ethics. www.journals.cup.org. Accessed February 28, 2015.

Ford PJ, Dudzinski DM, eds. *Complex Ethics Consultations: Cases That Haunt Us*. New York, NY: Cambridge University Press; 2008.

The Hastings Center Report. www.thehastingscenter.org. Accessed February 28, 2015.

Journal of Clinical Ethics. www.clinicalethics.com.

Jennings B, ed. *Bioethics*. 4th ed. New York, NY: Macmillan Reference USA; 2014.

Lo B. *Resolving Ethical Dilemmas: A Guide for Clinicians*. 5th ed. Philadelphia, PA: Lippincott Williams & Wilkins; 2013.

Singer PA, Viens AM, eds. *The Cambridge Textbook of Bioethics*. New York, NY: Cambridge University Press; 2008.

Steinbock B, ed. *The Oxford Handbook of Bioethics*. New York, NY: Oxford University Press; 2009.

Taylor and Francis Group Inc. *American Journal of Bioethics*. www.bioethics.net.

四个主题图表	
医疗适应证	患者意愿
有利原则和不伤害原则 1. 患者的医学问题是什么？这个医学问题属于急性还是慢性？是可逆还是不可逆？是紧急情况吗？是否是病情晚期？ 2. 治疗的目标是什么？ 3. 在什么情况下，医疗干预是没有指征的？ 4. 各种可选择治疗方案成功的可能性有多大？ 5. 总的来说，患者如何通过医疗及护理获益，且避免受到伤害？	尊重自主权原则 1. 患者是否已经被告知建议的诊断和治疗措施的利弊，并且理解了这些信息，表示同意？ 2. 患者是否神智正常和具备法定行为能力，或是否有证据表明患者没有行为能力？ 3. 如果患者神智正常，他表达了什么治疗倾向？ 4. 如果没有行为能力，患者是否在之前表达过治疗意愿？ 5. 对于没有行为能力的患者，谁是合适的代理人？ 6. 患者是否不愿意或者不能配合医学治疗？如果是，为什么？
生命质量	情境特征
有利原则和不伤害原则、尊重自主权原则 1. 无论治疗或者不治疗，对于回归正常生活的预期是什么？即使治疗成功了，患者可能经历什么样的生理、精神或者社会生活的不足？ 2. 对于不能表达或做出判断的患者，其他人是基于什么得出某些生命质量不是患者想要的？ 3. 是否存在偏见可能影响评估者对患者生命质量的评估？ 4. 关于提升和改善患者的生命质量，会引发什么特殊的伦理学问题？ 5. 生命质量评估是否会引发改变治疗方案的问题，例如放弃维持生命的治疗？ 6. 在决定放弃生命维持干预后是否有计划提供镇痛的方法和安慰患者？ 7. 医学上协助死亡在法律和伦理上是否允许？ 8. 自杀的法律和伦理地位是什么？	公正原则 1. 是否存在专业的、跨专业的或者商业的利益，可能在临床治疗患者的过程中产生利益冲突？ 2. 除了临床医生和患者，是否存在其他利益相关方，如家属是否也因临床决定有合法利益？ 3. 第三方合法利益对患者的隐私影响的边界在哪？ 4. 是否有经济因素引发了临床决策中的利益冲突？ 5. 是否存在稀缺卫生资源分配问题而可能影响临床决策？ 6. 是否存在可能影响临床决策的宗教问题？ 7. 可能影响临床决策的法律问题是什么？ 8. 是否有临床研究和教育的考虑而影响临床决策？ 9. 是否存在影响临床决策的公众健康与安全问题？ 10. 是否有机构和组织（如医院）内的利益冲突，而可能影响临床决策和患者的利益？

医疗适应证

本章我们将讨论与临床伦理学问题有关的主题,即医疗干预的适应证或禁忌证。大部分案例中,建立在医疗指征上的治疗措施是很直接的,并没有太明显的伦理学问题出现。

案例:一名患者主诉尿频伴烧灼感,医生考虑泌尿系统感染,尿培养确诊泌尿系统感染,并进行了抗感染治疗。医生向患者解释了目前疾病的特征和应用抗生素的原因。患者拿到了处方,进行了治疗,最终感染治愈了。

该病例是一个临床伦理学案例,不是因为它展示了伦理学问题,而是因为它很好地阐释了如何将伦理学价值和治疗目标在医疗过程中进行融合,这个过程由医生和患者共同参与。由于医疗指征非常明确,所以医生做出了诊断,制订了有效的治疗方案,并且让患者受益。患者的选择与医生的推荐是一致的,患者的生命质量得到了提升,至少没有受到感染的影响。治疗有效,保险公司赔付了费用,家庭及医院方面均未产生纷争。这个案例代表了医学的伦理实践,因为每一个基本原则都得到了实现。如果这些原则中的一个或多个之间出现冲突或导致不同的结果,将成为一个伦理问题。

如果患者不认同抗感染治疗,或者这种泌尿系感染发生在某种致命疾病的终末期不能被治愈,又或者这种感染伴随性传播疾病,其性伴侣可能被感染,又或者该患者付不起治疗费用,那么这个看似与伦理学无关的案例就可能成为一个伦理问题,有时候这些问题很容易被解决,而有些时候他们可能成为治疗的主要障碍。

在本章中,我们会对医疗干预进行定义,讨论与医疗干预有关的临床医学特征,即有利原则和不伤害原则。我们同医学专家讨论这些原则之间的关系,然后提出一些问题来把医疗适应证和这些原则联系起来。在讨论这些问题时,我们将临床医学的重要特征与临床特点联系起来,包括目标和医疗受益,临床判断和不确定性,循证医学和医疗事故。我们会提供一些典型的案例来说明这些问题。我们认为有三个伦理学问题在医疗指征中是非常突出的:①治疗无效;②心肺复苏(CPR)和放弃抢救;③确认死亡。

1.0.1 医疗指征的定义

医疗指征是对患者生理和/或心理状态真实情况的说明,为临床医生合理的医疗判断提供依据,从而达到总的医学目标:预防、治疗和护理疾病与创伤。所有对临床伦理学问题的讨论都应该从医疗指征入手。通常临床报告中,对医疗指征的回顾确定了治疗目标和向患者推荐的治疗方式。因此,医疗指征是对患者做出正确的诊断、治疗或教育措施的关键。

1.0.2 伦理学的有利原则和不伤害原则

医疗指征描述了日常对患者的临床治疗工作:诊断患者病情,提供有帮助的治疗方案。"有利原则"和"不伤害原则"对这些工作起指导作用,即这样的行为是在使患者获益,绝非伤害他们。最古老的医学道德警言——希波克拉底誓言指出:我将通过我的能力、判断力去医治病患,但不可有谋害之心。另一对医生来说很必要的希波克拉底誓言内容是:使患者得到益处且不能伤害患者。有许多方法可以帮助别人,例如教育、雇佣、扶持一名员工,写推荐信和制作一份礼物。同样有许多方法可以去伤害一个人,例如诽谤、偷窃和打击他人。在医学方面"有利"与"伤害"有其特定的含义,即通过治疗来给予帮助,并尽量使患者安全,减少痛苦、抑郁及功能丧失。

因此,在医学伦理学中,"有利原则"主要指有责任为患者带来能通过医疗手段实现的生理及心理的健康。这些"有利"的诊治行为的客观作用包括:诊治感染、治疗癌症、缓解病痛、促进骨折愈合等。"不伤害原则"主要指以防止远期伤害或减少其发生风险的方式进行医疗诊治活动。患者选择的主观成分即是患者对所施行医疗手段的价值及效用性的主观评估以及他们对这些医疗手段的接受或拒绝,将在第二章"患者意愿"及第三章"生命质量"中讨论。

Beauchamp TL, Childress JF. Nonmaleficence, Beneficence. *Principles of Biomedical Ethics*. 7th ed. New York, NY: Oxford University Press; 2012: chaps 5, 6.

1.0.3　利益-风险比例

在医学上,"有益性"及"无伤害性"通过"利益-风险比例"的思考方式得以评估。医生伤害患者是绝对错误的,但当医生想通过药物或手术治疗病患时,伤害又几乎是无法避免的。一些伤害或伤害风险可能或确定会发生,例如每一项手术过程都会产生伤口,大部分药物都有副作用。因此,有利原则和不伤害原则并不是仅仅要求临床工作者施以善行而不做任何伤害,它们共同指导临床工作者评估为了更好地获益哪些风险是合理的。医生应该计算这一利益-风险比并将之应用于"治疗建议"中,患者将在最终的分析中根据自己的价值观来评定这一治疗建议。

案例:①一名同时患有哮喘及糖尿病的患者需要类固醇激素缓解加重的哮喘症状,但医生同时也知晓类固醇激素使糖尿病的控制更加困难;②一名骨科医生要为一名退化性髋关节炎患者实施全髋关节置换术,患者需要暂停工作,住院治疗,手术需要全麻,康复需要几周。

1.0.4　治疗关系与职业精神

从道德视角来看,治疗关系的核心是:医生能胜任其工作,凭借他的医学知识、医学技术造福于患者,患者满怀期盼能获得好的治疗。有利原则和不伤害原则是这种关系的伦理学核心。这种治疗关系对作为专业人员的医生有着深远影响。

职业精神是一种崇高的精神,要求医生对同事以礼相待,对患者诚恳务实,现在职业精神的内涵更多了,主要是以医患关系为中心。医学职业精神主要阐述将患者的利益置于自身的利益之上,制定和维护行业的道德标准,在卫生健康方面为整个社会提供专业的建议。职业精神要求医生将对患者的关心置于自己的医学事业之上,指出医生在处理患者问题时,首先要保证患者的利益及治疗效果,其次才是追求自己个人的目标。更为直接的理解是医生必须避免利用患者来获得利益与名望。医生及其他卫生健康从业人员如能证明其职业精神中包含有诚实与正直、尊重患者、保证患者利益、同情患者及为胜任其工作而刻苦钻研专业技术等优良品质,患者所能享受的医疗服务质量将会有极大的提升。只有将职业精神与伦理学道德很好地联系在一起,才能在实现医疗目标的同时尊重患者的生命价值观。

Charter on Medical Professionalism. *Ann Intern Med.* 2002;136:243-246; *Lancet.* 2002;359:520-522.

Dougdale LS, Siegler M, Rubin DT. Medical professionalism and the doctor patient relationship. *Perspect Biol Med.* 2008;51(4):547-553.

1.0.5　有利原则和不伤害原则的临床方法论

广义的有利原则和不伤害原则需要适应个体患者的临床环境。为达到这一目标,我们建议临床工作者首先考虑医疗指征主题。我们提出如下五个问题来限定医疗指征主题的范围,这些问题形成本章的整体脉络。在回答它们的同时,我们将解释有利原则和不伤害原则是怎样与临床环境联系在一起的。这五个问题如下:

(1) 患者的医学问题是什么? 这个医学问题属于急性还是慢性? 是可逆还是不可逆? 是紧急情况吗? 是否是病情晚期?

(2) 治疗的目标是什么?

(3) 在什么情况下,医疗干预是没有指征的?

(4) 各种可选择治疗方案成功的可能性有多大?

(5) 总的来说,患者如何通过医疗及护理获益,且避免受到伤害?

1.0.6　问题1——患者的医学问题是什么? 这个医学问题属于急性还是慢性? 是可逆还是不可逆? 是紧急情况吗? 是否是病情晚期?

临床医学不是一个抽象的概念,它面向有特殊健康问题的特殊患者。因此,当运用临床伦理学开始处理问题时,必须有尽可能明确和详细的描述,这个描述来源于临床医学的标准方法——病史、体格检查和实验室检查。如果这些数据与临床背景相矛盾,我们还需要进行鉴别诊断,同时进一步制订诊疗计划。随着临床工作者不断地对患者病例的总结,他们考虑的其他的一些问题在下述问题2中讨论。

1.0.7　诊断与治疗的区别:这个医学问题属于急性还是慢性? 是可逆还是不可逆? 是紧急情况吗? 是否是病情晚期?

任何鉴别诊断和治疗的选择基本可以回答这些问题。然而,在讨论或者咨询伦理学问题时,我们必须将这些问题明确地提出来,这点非常重要。因为这些问题的答案会对一些特殊的选择中包含的伦理内涵产生显著的影响。参与伦理学讨论的成员,如患者的家庭成员或者伦理委员会成员,可能并没有完全地意识到这些重要的特征。我们必须清楚地认识到所提出的伦理问题是否适用于一个处于某种疾病晚期并发急性可逆性疾病的患者(如伴有广泛转移癌的患者患有肺炎)或者慢性病急性发作期的患者(如糖尿病患者合并酮症酸中毒)。因此,在一个伦理学讨论中,每个参与者都必须清楚地明白下述的内容:

(1)疾病:这个疾病可能是急性的,其特点是发作快,进程短;或者是慢性的疾病,持续时间长,会不断进展;也可以是突发紧急事件,必须立即进行处理,否则会导致严重的后遗症;或者非紧急事件,患某种缓慢进展的疾病;又或者这个疾病可能是已知主要病因,并且可以进行明确的治疗,是可治愈的或者是不可治愈的疾病。

(2)治疗:治疗方法的建议取决于所治疗的特定疾病。患者关于治疗的决定将根据他们的目标和愿望而定。医学干预可能难以承受,可能导致严重的副作用,或者可以承受,没有严重的不良反应。在决定治疗方案时,患者和医生会考虑这种干预导致的潜在的负担。另外,这些干预措施可能有效,可以明确改善现状,或者有一定的作用,可以缓解症状,延缓那些现在不能治愈的疾病的进程。对于某些进展性的疾病如糖尿病,一些有力的干预措施,如严格的血糖控制,是十分有效的,可以终止或者逆转疾病的进程,让患者长年保持较高的生活质量。在其他情境下,如肌萎缩侧索硬化或者阿尔茨海默病,医学干预和治疗很少能减缓疾病的进展但是可减轻症状并且控制疾病的发作。

1.0.8 四个典型案例

四个临床案例会出现在这本书里,作为我们的主要研究案例。在这四个案例中,患者名为 Cure 先生、Cope 女士、Care 先生和 Comfort 女士。这些假名暗示了他们医疗条件的特征。Cure 先生患有急性脑膜炎,是一种严重但可治愈的急性疾病;Cope 女士患有 1 型糖尿病(别称"胰岛素依赖型糖尿病"),是一种慢性疾病,不但需要药物治疗,同时还需要患者主动参与自我护理;Care 先生患有多发性硬化症(MS),是目前无法治愈的疾病但可通过治疗而延缓疾病的发展,可通过良好的医疗保健对症治疗;Comfort 女士患乳腺癌,且已经转移,即使给予强化干预的治疗方案,治愈的概率仍然极小。

案例1:Cure 先生,24 岁大学毕业生,被朋友送到急诊室。之前健康状况良好,他主诉严重头痛和颈部僵硬。体检显示患者呈嗜睡状,神经系统定位体征阴性,体温 39.5℃,颈项强直。脑脊液混浊,白细胞计数为2000,革兰氏染色提示有革兰氏阳性双球菌,诊断细菌性脑膜炎,推荐抗生素治疗。

评论:在这个案例中,医疗指征来自客观的临床数据,这些数据支持细菌性脑膜炎的诊断,使用抗生素治疗是一种特异性的治疗方案,即抗感染治疗是合理适当的,没有谁会认为这个案例会出现伦理学问题。但是,在第二章中,当出现无可非议的临床情景,如 Cure 先生拒绝治疗之后,我们可以看到伦理学问题也会相应地出现,而这样的拒绝会让医生和护士感到无所适从,也会与患者有利原则和尊重患者自主权原则产生冲突。当这个问题出现后,临床医生可能会想直接跳过由于患者的拒绝治疗所引起的伦理学问题。我们建议伦理分析的第一步不是跳过这个问题而是应该清晰地展示医疗适应证。我们的分析应该从下面的这些问题开始,"诊断是什么?""治疗的适应证是什么?""成功的可能性有多少?""治疗失败的结果是什么?"以及"对于这种疾病有其他的替代治疗方案吗?"

案例2:Cope 女士,42 岁女性患者,既往有 1 型糖尿病病史 24 年。尽管对胰岛素的使用及饮食管理有很好的依从性,仍经常发生低血糖及糖尿病酮症酸中毒,反复多次住院治疗及在急诊科抢救。在过去的几年中,通过植入性的胰岛素泵,她的糖尿病被控制住了。在患糖尿病 24 年之后,无明显器官功能障碍。然而,眼底检查发现中等数量的微血管瘤,尿液分析显示尿微量白蛋白升高。

案例3:Care 先生,44 岁男性患者,既往有多发性硬化症(MS)病史15 年。在过去 12 年中,他的病情逐渐恶化,而目前没有一种药物可有效延缓 MS 的发展。2 年前患者必须长期坐轮椅,且因弛缓性膀胱而留置导尿管。这一年来,他变得很抑郁,甚至对自己家里人沉默寡言,且很少下床活动。

案例4:Comfort 女士,58 岁女性患者,患有乳腺癌已转移。3 年前,已行乳腺癌改良根治术与乳腺重建术,组织活检显示肿瘤呈浸润性,现接受化疗和放射治疗。

评论:在这四个案例中,就诊断和治疗的适应证而言,呈现了四个简化了的患者模型。没有描述特别的伦理问题。随着情景不断地发展,各种临床伦理学问题将会出现。其中一些临床伦理学问题与医学指征的变化有关,而另一些问题与患者意愿,他们的生命质量和治疗的情况有关。第二、三和四章会着重讨论后面的那些问题。Cure 先生,Cope 女士,Care 先生,Comfort 女士将会在之后的讲述中频繁出现。随着主题的不断进展,这些案例的细节将会有所改变,以阐明很多的观点。除了这四个典型案例,还有很多其他案例将会出现。

第一章的第一个问题,如何明确患者现在的主要问题以及过去的临床情况,这对进行临床和伦理学分析十分重要。这些信息可以在为患者制订的一些表格中出现。我们强调任何临床的分析或者伦理学的咨询都必须以了解完整的病历为前提。在某些病例中,我们也强调一个知识渊博的伦理学家在进行伦理学咨询时可能会发现某些病例的信息缺失,此时,临床医生需要积极收集这些缺失的信息使伦理分析变得更加有助于解决问题。

1.0.9 问题2——治疗的目标是什么?

在一个病例中,为了了解一个伦理学问题,我们必须仔细考虑患者的临床情况,也就是说疾病的本质,建议的治疗方案和医学介入的目标。一个伦理学问题的分析和解决方案需要对上述情况有清晰的了解。一般的治疗目标如下:

(1) 治愈疾病

(2) 通过减轻症状、疼痛和痛苦,维持或改善生命质量

(3) 促进健康,预防疾病

(4) 预防过早的死亡

(5) 改善和维持功能状态

(6) 提供患者教育及预后咨询

(7) 在治疗过程中避免对患者造成损害

(8) 死亡临近时提供临终关怀

在每一个病例中,这些目标是通过了解疾病的性质和适合的、可行的治疗来实现的。因此,随着患者的疾病特性和自身情况的改变,我们必须关注上面所陈述的情况(见1.0.7)。

在很多病案中,大部分医学目标可以实现。例如,在 Cure 先生患细菌性脑膜炎案例中,在使用抗生素一个疗程以后可以减轻症状和治疗疾病,从而避免死亡,保护神经系统功能,恢复健康。但也可能有一个或多

个目标之间的冲突，比如，使用抗高血压药物可以降低心脏病发作和卒中的风险，但它也可能引起一些副作用，如乏力和劳累，影响患者的生命质量；而其他病案中，因患者疾病的进展和技术的限制，治疗疾病的目标可能难以实现。所以在每一个案例中，目标必须清晰，目标之间的矛盾冲突应该尽可能地解决。

　　一句古老的医学格言将医疗的目的简明地概括为"有时去治愈，常常去帮助，总是去安慰"。尽管这句古老的格言是正确的，现在的医疗条件还是改变了它的适用范围。与过去相比，很多疾病可以被治愈：随着麻醉技术和无菌术的进步，大大地拓宽了手术治疗的范围，且随着药理学的发展，药物治疗也得到了长足的进步，很多以前认为致命的慢性疾病现在可以得到有效的治疗。近些年来，医学界已经采取更为严谨的态度来面对"总是去安慰"的境况，并且提升了对慢性晚期疾病患者进行姑息治疗的能力。

　　如果在一个病案中，医学介入的目标不清晰或者混乱，或者被疾病的快速发展所超越，可能就会出现伦理问题——十分合理的目标可能变得不再合理，如患者手术治疗后患败血症。有时伦理学问题仅仅反映了没有向所有参与者阐明医生认为的可行目标；在其他情况中，可能在目标之间存在着矛盾。临床伦理学咨询可以帮助医生来阐明治疗有效的时机，强化医学介入持续的时间和什么时候安慰成为首要治疗方式。

　　在每一个病案中，患者和医生在决定治疗时需要阐明介入的目标。最重要的是医生在诊断和治疗中所掌握的知识和技能；他必须尽可能地在临床设定的情况中，真实的设定或者根据具体情况重设目标。另外，他必须考虑到患者自己的目标(第二章，"患者意愿"和第三章，"生命质量")。

1.1　医疗干预的指征和禁忌证

1.1.1　问题3——在什么情况下，医疗干预是没有指征的？

　　产生伦理学问题的一个主要源头是，做出有还是没有特定的干预方法这个决策。从药物到手术治疗，有不计其数的干预手段可用于现代医学。在特殊的临床病例中，只有其中一部分可用的干预方法在指征范围内，也就是说，只有其中一些干预方法与临床需求以及医学目标明确相关。有能力的临床医生需要经常判断可用于病例治疗的干预方法有哪些符合医学指征。因此,"医学指征"描述了在特殊案例中,什么是在生理上和医学上都合理的临床判断。

符合临床指征的干预方法可以改善患者身体或者精神状况,但医学干预可能因为各种原因不在指征范围内。第一,干预措施可能没有被证实在疾病治疗中有效,且被医生错误地选择,而患者也抱有过高的期待。例如,高剂量的化疗用于广泛转移的乳腺癌骨髓转移后,或者是雌激素被用于一个绝经后妇女,并错误地认为可以降低患冠心病的危险性,这些干预措施不在医学指征范围内。第二,一个通常被认为有效的指征可能对某些患者没有疗效,因为不同的体质或者不同的疾病存在个体差异。例如,一个服用他汀类降脂药物的患者随后经历了急性肌病,这是一个已知但是不常见的并发症,而他汀类药物不在这个患者的用药指征范围内。第三,一个干预措施可能在患者的某一阶段是适用的,但是在下一阶段又不适用。例如呼吸支持,当患者在心搏骤停后被送往医院进行治疗时是在指征范围内的,但当患者存在深度的脑缺氧损害和多器官功能衰竭时,就不在指征范围内了。

上述最后一个情景是指当患者所患疾病或者受伤非常严重以至于合理的临床判断提出身体和功能的恢复是不可能实现的,因此,某些有利于功能恢复的医学干预不在指征范围内,或者应该被限用。这些病例往往以下列形式呈现:即将死亡的患者,终末期患者和患有致死性、进展性疾病的患者。我们用以下 Care 先生的例子来说明这三种情况。

案例:Care 先生,44 岁已婚男性,有两个成年的孩子,15 年前被诊断为多发性硬化症(MS)。在过去 12 年中,病情逐渐恶化,而目前没有一种药物可有效延缓 MS 的发展。2 年前患者必须长期坐轮椅,并且因弛缓性膀胱而留置导尿管。他现在一只眼睛失明,同时另一只眼睛视力明显下降。近一年来,他已经因为肾盂肾炎和尿毒症住过几次院。在过去一年中,他变得很抑郁,甚至对自己家里人沉默寡言,并且很少下床活动。在他生病的整个过程中,他拒绝讨论自己的临终关怀问题,他认为这样的讨论令人沮丧。

Care 先生接受何种治疗取决于他是被当作一位临终患者、终末期患者还是不可被治愈的患者。这三个术语将在下面的内容中讨论。

1.1.2 临终患者

在患者即将死亡时,很多干预措施就不在指征范围内了。在这一节中,我们使用"临终"一词来描述当临床情况明确显示患者的器官系统在迅速地、不可逆地衰竭,患者即将在数小时内死亡。这个情况有时被描述为"迅速死亡"或者"即将死亡"。在这种情况下,医学干预的介入指征可以显著地改变。我们回到 Care 先生的案例。

案例:Care 先生,在多发性硬化症的进展期,患有褥疮和骨髓炎,没有一种治疗是有效的,包括皮肤移植。在过去几个月中,该患者被收入 ICU 三次,伴有吸入性肺炎,同时需要机械通气。他再次被送入 ICU,并且需要机械通气支持,四天后患败血症。在第二天,他被指患有进行性的肺纤维化和氧合功能差,几小时后,他的血压为 60/40mmHg,并且不断地下降;他对升压和扩容药物无反应,他的动脉氧饱和度为 45%;无尿,肌酐为 5.5mg/dl 且不断升高,动脉 pH 为 6.92。一名护理人员询问机械辅助通气治疗和升压药无效,是否应该停止使用。

评论:Care 先生有多器官功能衰竭并且即将死亡。医学干预在这个时候是无效的,也就是说,不能为患者提供任何益处。对治疗无效的判断通常存在争议,这将在 1.2.2 中讨论。在这个时候,医护人员用一个十分明显、无争议的简单方法来描述无效这个词:生理系统已经恶化到没有医学干预措施可以逆转。在这个病例中,对无效的判断基本确定。一些专家运用生理无效一词来描述这个情况,认为这是唯一一个应该用无效这个词的情况。

建议:Care 先生即将在几小时内死亡。呼吸支持和血管升压药已经不在指征范围内,因为这些措施已经没有积极的生理上的效果了。生理无效是医生用来停止所有干预的一个伦理学的理由,除非这些干预可能给患者带来安慰,除非患者的家人要求继续医学干预,详见 1.2.2 的讨论。

1.1.3 终末期患者

当一个患者处于临终阶段时,我们需要重新评估、判断某些医学干预是否合适。临床上没有对终末期进行明确的定义。这个词经常被用于描述患有致死性疾病的患者的预后。在符合医疗保险和医疗补助计划的关于临终关怀的报销规定中,终末期被定义为患者预测只能活 6 个月甚至更少。这是一个行政管理方面的定义,而不是临床上的定义。在临床医学中,终末期仅仅适用于由有经验的医生采取了合适的治疗,但仍然在很短的时间内如几天、几星期或者几个月内因不断进展的、致死性的疾病而死亡的患者。对终末期的诊断应该基于医学的证据和临床的判断,确定病情是进展性的、不可逆的、致死性的。精确预测终末期的益处包括可以通知患者和家属这种情况,从而使他们可以安排剩余的时间和合适类型的临床关怀。然而,这样的预测必须十分谨慎。很多研究表明,即使是有经验的医生也经常不能做出准确的预测,某些医生甚至由于过度的悲观而做出错误的判断。一项重要的研究显示,更多的医生是盲目的乐观,导致不能及时通知患者即将到来的死亡。

Christakis N. *Death Foretold: Prophecy and Prognosis in Medical Care*. Chicago, IL: University of Chicago Press; 1999.

Fairchild A, Debenham B, Danielson B, Huang F, Ghosh S. Comparative multidisciplinary prediction of survival in patients with advanced cancer. *Support Care Cancer*. 2014;22:611-617.

Meadow W, Pohlman A, Frain L, et al. Power and limitations of daily prognostications of death in the medical intensive care unit. *Crit Care Med*. 2011;39:474-479.

案例:在如前所述的住院之前,Care 先生生活在家里。他病卧在床,所有的日常生活活动都需要帮助。他变得糊涂、没有判断能力。他开始出现呼吸困难并且被送至急救中心。现在,他反应迟钝,伴有高热,呼吸较浅且吃力。胸片提示弥漫性的病变,考虑成人呼吸窘迫综合征。血气分析显示氧分压 35mmHg,二氧化碳分压 85mmHg,pH 7.02,心脏检查显示急性前间壁心肌梗死。神经科和呼吸科医生会诊认为他有原发性的神经肌肉呼吸功能不全。Care 先生的家属找了他的私人医生,他的私人医生很快联系了急救医生。Care 先生应该行气管插管,并送入 ICU 吗?他的急性心肌梗死是否应该马上行血管成形术,并植入支架,或者这些治疗措施在不在该患者的治疗指征范围内?

评论:这个急性事件是威胁生命的事件,合并有慢性的、致命性的、不断恶化的情况。很多干预措施可以减缓他的死亡:呼吸机可以促进气体交换和维持器官的灌注,溶栓治疗或者血管成形术加支架植入术可能可以限制心肌梗死的发展。这些干预措施有两个目标:支持衰竭器官的功能,延长生命。考虑到在终末期不断进展的、不可逆的疾病的存在以及射线对多器官功能的损害,重要的目标难以实现。我们确定患者不能再恢复健康,器官衰竭很难再恢复,但是可以临时依靠机器维持。下面有一些相关的反思:

(1) Care 先生现在反应迟钝,拒绝选择其他的临终关怀方式,并且难以从其他途径了解他的选择。患者的选择在做决定时十分重要,但是医生或者代理人无法获得这些信息。合理判断生存状况改善的可能性的客观数据在制订推荐方案来停止远期治疗时是最重要的因素。

(2)提供了预后情况的客观信息可能有利于决定一个特殊类型的干预方法是否有效。这样的客观信息包括患者的诊断、生理情况、功能状态、营养状态,伴随疾病,还有患者恢复可能性的评估。在ICU,获取这些患者的数据的方法是急性生理和慢性健康评分(APACHE)。这个系统结合了急性生理评分,格拉斯哥昏迷评分,年龄和慢性疾病评分,来评估一个患者在ICU中的死亡风险。另一个新的且更简单的系统,多器官功能障碍综合征评分,记录有多少的器官失去功能和出现这个情况的天数。对这位患有肺炎、ARDS和急性心肌梗死的患者进行这样的分析,可以显示出患者的存活率是极低的。即使这种可能性相对不确定,但在这样的情况下是一个合理的临床判断。Care先生至少有四个系统处于"瘫痪"状态:心脏、呼吸、肾脏和神经系统,他从重病中康复的概率几乎为零。

(3)在这些临床环境中,有利原则,即积极治疗这些导致死亡的情况,是不适用的。在缺乏患者意愿的情况下,生命质量和合适的使用资源成为需要伦理学考虑的问题;详见第三章"生命质量"和第四章"情境特征"。

(4)医学判断——只能维持器官功能而无法挽救患者的生命,提供了一个伦理基础,指出之后的生命支持治疗可以停止。

1.1.4 患有进展性致命疾病的无法治愈的患者

某些疾病会逐渐破坏人体生理过程,患有这种疾病的患者可能持续或间歇性经历这样的过程。最后,疾病本身或并发症导致患者死亡。Care先生的病情说明了这种情况的特征。MS不能治愈,进行性神经系统并发症,包括强直状态、失去自理能力、神经性膀胱功能障碍、呼吸功能不全,以及偶尔痴呆,是不可治愈的。有一些干预如治疗感染,能够缓解症状和延长寿命。

案例:在他被诊断为MS的第一个十年中,Care先生精神不错。尽管他不想讨论自己的病情或预后,他仍然理解了自己病情的进展和致命性。然而,在后来几年,他频繁地说"想结束生命",并且非常沮丧。他已经接受了几次抗抑郁药物治疗,精神状况并没有得到改善。随着严重的尿路及呼吸道感染越加频繁,他勉强接受了治疗。

评论:尽管患者所患的疾病是不可治愈的,他们可能不时地经历急性的、危险的插曲,倘若不能治愈,将导致死亡。倘若患者被成功治愈了,患者将恢复到"基线状况"。这些插曲提供了一个终止病情恶化的机会。人们常说"肺炎是老人的朋友"。在这样一种状况下就需要仔细了解医学治疗,因为无论治疗或不治疗,患者的预后必须弄清楚。然而,最重要的问题涉及患者的意愿和生命质量。因此,这些案例的伦理在第二及第三章讨论。

Singer PA, MacDonald N, Tulsky JA. Quality end of life care. In: Singer PA, Viens AM, eds. *The Cambridge Textbook of Bioethics*. New York, NY: Cambridge University Press; 2008: chap 8.

1.2 临床判断和临床不确定性

1.2.1 问题 4——各种可选择治疗方案成功的可能性有多大?

在上述的病例中,关于诊断和治疗的判断反映了选择的不确定性。考虑到医学科学的本质和每个患者的特殊性,临床判断从来都不是完全确定的。Dr. William 把临床医学描述为"不确定的科学和可能性的艺术"。临床医生的主要任务是通过使用临床数据和医学科学尽可能地减少不确定性,来达到诊断和制订治疗方案的目的。临床医生在面对不确定时做出的最好决定的过程称为临床判断。

循证医学是通过临床对照试验来获得一系列数据,临床指南是通过解决临床问题来支持医生的推论。循证医学和临床指南的发展为减少难以避免的临床诊断的不确定性提供了依据,可是不确定性仍然存在,因为虽然这些方法可以得到一般的统计学结论,但是可能不适用于医生所面对的某些特殊的患者。

除了数据的不确定性,还有在特殊病例中我们采取措施的不确定性。下述问题可以反映这个情况:"既然我们有医学证据说明什么是可能的,那么我们应该做什么?""考虑到所有的可能性,对于这个患者,哪一个更合适?"这些问题不能仅凭临床数据解释。伦理学有利原则和不伤害原则在很多可能的诊断和治疗中,减少了不确定性的选择范围,指向了有利于患者的方向。然而,伦理学原则并不能代替特殊的临床决定,这些决定必须在临床医生、患者和家属的讨论下做出。详见第二章,"患者意愿"。

Feinstein AR. *Clinical Judgment*. New York, NY: Krieger; 1974.

Goodman KW. *Ethics and Evidence-Based Medicine. Fallibility and Responsibility in Clinical Science*. New York, NY: Cambridge University Press; 2003.

1.2.2　医疗无效

　　一个重要的伦理学问题——"无效"与临床诊断紧密相联。一项特殊治疗失败的可能性极大,能否作为保留或者取消这项治疗的理由,这就是"无价值"或"医学上无效或无益"的问题。伦理学界对"无效"这个热门话题的争论一直存在,有些专家认为"无效是指一种试图为患者提供有益治疗的努力,但失败的可能性极大"。在 1.1.2 中,我们讲到了一个术语——生理上无效。然而,无效更应该说是一种对可能性的判断,它的精确性依赖于从临床研究和经验得到的一些主观数据。因为临床研究显示这种类型的无效是很罕见的,同时由于临床经验的不同,医生对无效的评估差异很大:很多医生判断无效的概率是从 0~50% 的成功可能性,平均起来大约有 10% 成功的可能性就被认为无效了。一些伦理学家和临床医生拒绝使用无效的概念,因为无效的定义模糊,且被频繁不恰当地使用。但对于我们而言,当这个术语被用于做关于成功可能性很低的干预措施的治疗决定时,是一个有意义的术语。

Beauchamp TL, Childress JF. Conditions for overriding the prima facie obligation to treat. In: Beauchamp L, Childress JF, eds. *Principles of Biomedical Ethics*. 7th ed. New York, NY: Oxford University Press; 2013: chap 5.

Howe EG. Why care providers may conclude that treating a patient is futile. *J Clin Ethics*. 2013;24(2):83-90.

Lo B. Futile interventions. *Resolving Ethical Dilemma: A Guide for Physicians*. 5th ed. Philadelphia, PA: Lippincott Williams & Wilkins; 2013: chap 9.

Pope TM. Legal briefing: Futile or non-beneficial treatment. *J Clin Ethics*. 2011;22(3):277-296.

Schneiderman LJ, Jecker NS, Jonsen AR. Medical futility: Its meaning and ethical implications. *Ann Intern Med*. 1990;112:949-954.

　　三个关于无效的主要问题如下所述:①需要哪些数据或者经验证据用于支持无效的判断? ②由谁决定医学干预是否无效,医生还是患者? ③我们应该运用什么程序来解决患者(或者代理人)和医疗团队之间关于某项的干预是否无效的不一致判断？

（1）统计概率。临床无效要求一个可能的判断——干预措施极不可能产生所期待的结果。这个判断来源于一般的临床经验和临床研究均显示了特殊干预的低成功性。例如，CPR对于某些类型的患者成功率极低，持续呼吸支持对患有急性呼吸窘迫综合征的患者是否合适等。一些有效的数据在一个特殊的案例中也会变得具有迷惑性，因为研究数据是针对一个群体而不是个人。进一步说，成功可能性多低才能证明治疗无效，我们也没有统一的定论。有学者建议如果有合理设计的临床研究表明低于1%的成功可能性，那么干预被认为是无效的。

案例1：一项临床研究纳入了865名在骨髓移植后需要呼吸机支持的患者，研究表明其中383人有过肺损伤或者肝肾衰竭，同时接受呼吸支持超过4小时的患者均死亡。这个研究指出对于那些有这些情况又有气管插管的患者，或者在4小时后仍需要持续呼吸支持的患者，此项干预措施有可能无效。

Rubenfeld GD, Crawford SW. Withdrawing life support for medically ventilated recipients of bone marrow transplantation: a case for evidence-based qualitative guidelines. *Ann Intern Med.* 1996;125:625-633.

案例2：一个大型临床研究检查了来自美国8个城市的医院，超过5 000名患者的出院记录，患者在院外都发生了心搏骤停，在行心肺复苏后被转送至其他医院做进一步治疗。研究人员运用了在这个领域之前制定的停止CPR的规则，然后预测哪些患者可以幸存并且出院。他们的研究设计用于预测CPR是否无效。电复律后存活但没有给予高级生命支持的1 192名患者无一例存活至出院；776名患者给予了高级生命支持，4人（0.5%）存活至出院。

Sasson C, Hegg AJ, Macy M, et al. Prehospital termination of resuscitation in cases of refractory out-of-hospital cardiac arrest. *JAMA*. 2008;12:1432-1438.

评论：第一个研究是在1996年做的，它清楚地说明了无效的可能性：在一群ICU的患者中，不是只有一个患者幸存。在之后十年里，这些数据并没有被否定。第二个研究是一个回顾性队列研究，它研究了在难治的院外心搏骤停案例中，什么时候继续复苏治疗是无效的。运用这些数据规则可以精确地预测出99%的不能存活至出院的患者。因此，这些用于预测院外心搏骤停患者干预无效的可能性的规则是十分准确的。

（2）谁来做决定？相对而言，很少有严格设计的临床研究（例如之前的研究)提供了数据来说明无效,相继而来的不可避免的争论是无效的可能性。谁有权力设定干预的目标,并且决定达到目标的可能性水平?某些伦理学家认为,当临床医生认为给予治疗几乎不能提供有利的结果时,有权力停止治疗;另外的伦理学家仍然认为无效必须根据患者及其代理人的观点、价值观和目标来进行定义。

案例1:75岁老年女性,因车祸导致头部大面积外伤及脑组织挤压伤而被护理人员送至急救室,护理人员对她进行了气管插管。在仔细评估后,急救室医生判断她的病情很严重,已经不能通过干预措施来延缓她的死亡。当她的家庭成员到达急救室后,他们要求将患者送至ICU,并准备由神经外科医生进行手术治疗,但医生表明进一步的治疗是无效的。

案例2:Helga Wanglie,来自明尼苏达州的一位老年女性,因中风导致了不可逆的脑损害,患者处于慢性的植物状态。她需要机械通气支持,医生和家属都认为她没有希望重新获得与人交流的能力。然而,Wanglie女士的丈夫拒绝撤去呼吸机,他说他的目标是使妻子的生命继续,不管她有无神经系统复苏的可能。医生要求法院干预来批准他们撤去呼吸支持。

案例3:72岁老年男性患者,患有晚期肺气肿,伴有发热、呼吸困难和低氧血症,被送入ICU。当进行气管插管时,他突然出现心搏骤停,经过抢救后心肺复苏,但是神志不清,同时发现他有严重的前壁心肌梗死,需要升压药来维持血压。实验室打电话通知急救室的医生,患者血培养结果提示革兰氏阳性细菌生长。因为他患有多器官功能衰竭和败血症,医生做出放弃CPR的决定(DNR),认为再次CPR是无效的。

评论:在案例1中,医生说的无效和1.1.2中所提及的意思一样,也就是说,生理上的无效。这里的问题不是指生命持续的可能性,而是指不论用哪种干预措施,都不可能维持生命。从伦理上讲,医生可以拒绝继续给患者治疗。在案例2中,持续的呼吸支持和其他干预措施可以维持Wanglie女士的生命。然而,医生认为即使在呼吸支持下,也只有极低的可能性使Wanglie女士恢复健康。他们认为,Wanglie女士的生命即使维持下去,其生命质量也很低。因为医疗的无效,医生可能建议中断干预措施,但同时,医生缺乏伦理学的支持来定义生命持续下去的意义,尤其是在患者神志不清的情况下,这是需要由患者和其代理人所决定的问题(如明尼苏达州的法庭决定)。某些情境特征,例如资源的稀缺,可能与这个案例有关(见第四章,"情境特征"4.5)。

在案例 3 中,患者患有多器官功能衰竭,依赖于升压药维持血压,且有败血症,第二次复苏失败的可能性很大。医生会给患者的代理人下达"拒绝心肺复苏"(DNR)的建议。

(3) 解决方案的争论。我们应该用什么来解决关于"无效"的争论? 相关机构应该设计一个方案来解决这个矛盾。这些方案应该禁止单方面由医生做决定(生理性无效的案例除外)。方案应该强调对有临床证据的需求,结合专家或者伦理委员会的意见,最重要的是,创造一个开放性讨论的氛围。为了在治疗成功可能性极低的情况下做出"无效"的判断,方案应该允许医生在那些他们认为持续性的治疗是无效的案例中撤去干预措施,然后将患者转移至愿意接受他们的机构。关于无效的争论只有在合理的尝试解决这个问题的方法都失败的时候,才被移交至法庭。一个有关无意义治疗的典型的治疗方案可以在 *AMA Code of Medical Ethics*,2014,2.037 中找到。

评论:尽管存在持续的关于"无效"概念的争论,我们仍然相信这对医学伦理学是有意义的,因为它突出了撤去不一定有利的治疗决定的重要性。它通过使医生和家属关注集中在现阶段我们可以对患者做什么,还有我们可以实现什么目标,从而避免引入过度的医学乐观主义。它提供了一个机会来坦率地和患者以及家属讨论关于患者的合适的治疗。在特殊的情况下,要求医生仔细地查阅对预期治疗有效性的相关文献。

医生不应该为了避免与患者或家属沟通上的困难,而单方面地做出"无效"(除了生理上的无效)判断。当一个医生判断更多的治疗是无效的时候,并不能说明治疗应该停止,恰恰相反,这标志着应积极与患者及其家属讨论患者的现状。当在复杂案例中受挫或者遇到医生对患者未来生命质量的消极评价时,"无效"不能被引用(见第三章,"生命质量"),无效不是指由第三方支付者根据规定来避免支付治疗的费用(见第四章,"情境特征")。进一步地说,甚至当案例中的一些事实也支持无效的判断,我们仍建议在与患者及其家属交流时,适当地避免使用无效一词。很多人将无效一词解释为医生放弃继续治疗患者或者患者不值得进一步的治疗。在这一点上,医生应该提出问题,重新引导临床治疗工作,使患者得到舒适的姑息治疗,而不是因为更多侵入性治疗所带来的负面效应超过了患者能得到的益处就明确指出治疗无效,伦理学家称之为适度性。

最后,我们认为在一个案例中,当一个医生做出可靠的判断,认为治疗无效时,即使其他人要求继续进行治疗工作,医生也有道德上的权力决定撤去治疗。这样判断是建立在继续的干预措施确实伤害患者且没有任何治疗可以使患者获益的基础之上。因此,当医生得出上述结论时,他应该采取合适的步骤来通知家属。在这方面,医院的政策应该支持医生的判断。

1.3 心肺复苏和拒绝心肺复苏

从伦理学角度而言,心肺复苏(CPR)成功概率的评估应用在决定是否继续治疗时是一个重要的因素。CPR 由一系列技术组成,主要是以恢复急性心脏或呼吸骤停患者循环和呼吸为目的。最常见的心搏骤停病因是心律失常、急性呼吸功能不全和血压过低。

心肺复苏包括两部分:基础 CPR 和高级生命支持(ACLS)。基础 CPR 由口对口吹气和胸部按压组成,这些程序是指导非专业人士在紧急情况下使用的,还可以使用自动除颤仪(AED)。高级生命支持(ACLS)技术包括封闭式胸部按压、气管插管辅助呼吸、电复律治疗心律失常,以及使用强心药物和升压药物。高级生命支持(ACLS)通常由训练有素的医疗团队完成,他们主要应对医院的紧急呼叫,通常被称为"Code Blue"或紧急技术人员到场。

心肺复苏是用于逆转心跳呼吸骤停的一个特定程序,然而当临床判断不能做 CPR 时,就不能启动。因此,临床医生必须识别出 CPR 成功可能性很低或不可能成功的情况来避免 CPR 的进行。大多数医院都对 CPR 有明确的相关政策,要求 CPR 作为一个常备指令,即对任何突发心跳呼吸骤停的患者进行 CPR 时都无需任何书面指令。相比于医院其他的程序,医生仅仅在特殊医嘱指出不需要 CPR 时,他们才可以不实施 CPR。这个规则被称为"拒绝心肺复苏(do not resuscitate,DNR)"。

医疗常规要求除了特殊指令批准不进行复苏,其余符合的情况都需进行复苏。专家们对这个情况提出了一些问题。一些专家认为基于医学指征和患者的意愿,应该积极行心肺复苏,我们同意这个观点。在现今政策下,"拒绝心肺复苏(DNR)"的决定必须基于两个重要的考虑:第一,在病例中,CPR 不在医学指征范围内,也就是说,不能够恢复生理功能,CPR 是无效的,如 1.2.2 所述;第二,是充分考虑患者或者其代理人的选择。本章讨论了因为干预治疗的无效而执行 DNR,患者的意愿、代理人决定和生命质量将在第二和第三章中讲述。

Brauner DJ. Reconsidering default medicine. *J Am Geriatric Soc.* 2010;58(3): 599-601.

Lo B. Do not attempt resuscitation orders. *Resolving Ethical Dilemmas: A Guide for Physicians.* 5th ed. Philadelphia, PA: Lippincott Williams & Wilkins; 2013: chap 17.

Sanders AB. Emergency and trauma medical ethics. In: Singer PA, Viens AM, eds. *The Cambridge Textbook of Bioethics.* New York, NY: Cambridge University Press; 2008: chap 58.

1.3.1　CPR 的医疗适应证和禁忌证

所有突发心跳呼吸骤停的住院患者都应该进行心肺复苏治疗,以下情况除外:

（1）有确凿的证据证明患者已经死亡,例如尸僵、血流过多或者身首异处(生理上无效)。

（2）不能实现生理上受益,例如败血症逐渐进展加重或者多器官功能衰竭等情况,即使用了最优化的治疗,患者病情仍然恶化(生理上无效)。

（3）患者有明确的拒绝心肺复苏(DNR)的要求。

International Resuscitation Guidelines 2000. Part 2: ethical aspects of CPR and ECC. Criteria for not starting CPR. *Resuscitation.* 2000;46:17-27.

评论:

（1）当心跳呼吸骤停出现在终末期患者身上,且所有治疗都无效时,不符合心肺复苏的医疗适应证,因为心跳呼吸骤停对于这样的患者是最常见的原因,这时应该下 DNR 的命令。

（2）当患者处于终末期状态,并且可能很快死亡,此时我们首选DNR。一个关于 DNR 的多中心研究表明,在 ICU 中,不进行复苏的患者可以活着出院的不到 2%。这些患者经常很快死去,因此极不可能从CPR 中获益。在这样的案例中,DNR 的命令可以使患者不进行复苏等抢救措施而死去,实现了安详死亡的医学目标。

（3）在美国,住院患者中 DNR 的命令下达率在 3%～30%,在 ICU 的患者中占 5%～20%,66%～75% 的院内死亡患者和 40% 的 ICU 死亡患者实行了 DNR。即使调整了疾病的严重程度,DNR 的选择仍然与年龄、种族、性别和地理位置相关。老年患者、白人和女性更容易选择拒绝心肺复苏(DNR)。某些地区 DNR 选择率是其他地区的 8~10 倍。

Johnson RW, Newby K, Granger CB, et al. Differences in level of care at the end of life according to race. *Am J Crit Care*. 2010;19:335-343.

Wenger NS, Pearson ML, Desmond KA, et al. Epidemiology of do-not-resuscitate orders. Disparity by age, diagnosis, gender, race, and functional impairment. *Arch Intern Med*. 1995;155(19):2056-2062.

(4) 有研究表明 CPR 能否成功视不同类型的患者而定。在 CPR 后存活的多是下列情况:①患者是呼吸骤停而不是心搏骤停;②有目击者的心搏骤停,初发的室性心动过速或者心室颤动;③患者没有或者只有很少的合并症;④由容易识别的医源性原因引起的心搏骤停;⑤患者只经历了短时间的心搏骤停。有持续性低血压、肾衰竭、败血症、肺炎、急性脑卒中、转移性癌或者是生活在郊区的患者,CPR 的成功率更低。一个大型研究表明大于 65 岁的在医院中行心肺复苏的患者能够活着出院的比例是 18.3%,男性、老年患者以及患者患有并发症时生存率更低,黑人的生存率比白人低 23.6%。

Ehlenbah WJ, Barnato AE, Curtis JR. Epidemiologic study of in-hospital cardiopulmonary resuscitation in the elderly. *N Engl J Med*. 2009;361:22-31.

(5) 经历了院内心搏骤停并被复苏的患者中,10%~17% 可以活着出院。数个研究表明这些患者预后较好,长期生存率达 33%~54%。而在院外经历心搏骤停在院内进行复苏的患者,有 3%~15% 可以活着出院。无论是院内还是院外经历心搏骤停后存活的患者,11%~14% 在出院时有一些神经系统损伤,26% 在日常生活中活动受限。

(6) 研究还表明即使对于终末期患者,DNR 也未被充分利用,在指征范围内应选择 DNR 的患者人数与实际选择 DNR 的人数不一致,这一点充分表明了前面的观点。我们可以推测,这是由于医生、患者及其家属之间缺乏交流和讨论所致。在我们看来,在发生以下情况时,医生有伦理学的责任来发起 DNR 的讨论:①患者处于终末期或者患者有不可治愈的疾病,预计存活时间少于 3 年的可能性为 50%;②处于紧急生命威胁情况下的患者;③所有要求进行这个讨论的患者。当患者没有能力来讨论 DNR,医生应该和他们的代理人进行讨论。

(7) 患者和家属通常高估了 CPR 的成功率,这种误解可能是由于

CPR 的媒体效应所产生。一项有关心脏复苏的电视节目表明 67％的患者可以幸存下来,但在现实的医疗环境下,这个比例明显低得多。许多患者对心肺复苏的本质并不了解,当充分告知他们时,他们通常不会选择复苏。患者、家属以及医生要明确 CPR 的利弊以便于他们能对选择 CPR 还是 DNR 做出明智的决定。

Diem SJ, Lantos JD, Tulsky JA. Cardiopulmonary resuscitation on television: miracles and misinformation. *N Engl J Med.* 1996;334(24):1578-1582.

（8）拒绝心肺复苏的命令仅限于心肺复苏时使用,不应该影响除了 CPR 之外的其他干预措施。拒绝心肺复苏的命令往往用于医生、患者或者其代理人打算撤去其他生命支持治疗的时候。出现这样的案例时,我们应该清楚的下达指令来说明除了 CPR 之外,哪些治疗应该停止,在什么情况下停止。

LaPuma J, Silverstein M, Stocking C, Roland D, Siegler M. Life-sustaining treatment: a prospective study of patients with DNR orders in a teaching hospital. *Arch Intern Med.* 1988;148:2195-2198.

案例:Care 先生,多发性硬化症患者,因昏迷入院,因肺炎和呼吸衰竭接受治疗。他曾向他的家属和医生强调不希望接受连续性机械辅助通气治疗,神经科医生会诊认为她的呼吸衰竭是由于 MS 导致进行性肌肉、神经组织恶化而出现的继发性改变,同时肺炎加重了呼吸衰竭。这种情况下,是否实施放弃心肺复苏的指令?

建议:在 Care 先生的案例中,必须向家属说明,即使 CPR 成功了,没有连续机械辅助通气支持患者也只能存活很短的时间。基于患者的优先意愿——不愿意一直处于气管插管状态,应该下达 DNR 的命令。如果家属同意了,就采取 DNR;如果家属不同意,从伦理学角度来看应该强制执行,因为家属决定复苏的情况与患者希望不进行机械通气的意愿相违背。

评论:DNR 的决定基于每个患者不同的临床情况。对于即将死亡的患者,CPR 成功的可能性极低,所以推荐 DNR。对于其他终末期的患者,应综合考虑各因素,例如并发症和年龄,在计算成功的可能性时必须被考虑在内(见 1.1.2、1.1.3 和 3.3)。在所有案例中,我们必须认识到 CPR 并非一个无害的干预措施,这点很重要:CPR 可以导致严重的挫伤、骨折等。同时,即使最初的时候 CPR 成功了,也可能再发心搏骤停,从而需要另一次复苏。最后,在生命支持的情况下,气管插管可能引发一个有关无效的伦理学问题。因此,对患者成功复苏和成功出院可能性的仔细评估是在做拒绝心肺复苏的伦理学决定时的重要组成部分。

1.3.2 患者选择的 DNR

除了处于疾病末期的患者之外,未处于疾病末期的患者可能就 DNR 的原则引发与医生的讨论。对于这些患者,DNR 原则是治疗计划的重要组成,允许患者在生命终结时表达治疗的意愿,我们将在第二章进行详细的讲述。许多患者处于严重疾病的早期,诸如转移癌、艾滋病或者肌萎缩侧索硬化。他们准备放弃复苏的尝试是因为他们认为即使自己被成功复苏,也将经历缺氧性大脑损害或一些其他功能损害,或者继续经历疾病痛苦的终末阶段。医生们应该仔细讨论患者的这些要求并且尊重他们。实施 DNR 的 ICU 患者很少能够出院,非终末期患者即使患有严重疾病,结果仍然会好一些,有研究表明能够出院的患者比例高达50%~70%。

1.3.3 同意或者反对 DNR

一般而言,DNR 时我们会要求获取患者或其代理人的同意。以下三种情况可能会出现问题:①患者没有能力给出同意的意见,并且没有代理人;②医学指征不支持应用 CPR,但是代理人坚持要求 CPR;③在紧急状态下,存活的可能性很小时。就医生做出单方面决定是否能得到伦理认可的问题,医学伦理学家仍意见不一,即未能获得患者或其家属同意放弃复苏的决定,可能会面临患者或家属的反对。倾向于单方面决定即可的人们认为,当实行心肺复苏很大可能无效时,可以做出放弃复苏的决定。进一步说,在这些情况下应用 CPR 会对患者造成更大的伤害,甚至增加即刻死亡的可能。最后,他们认为,即使患者在危急时刻成功被复苏也很可能导致另一次危急情况和再一次的复苏尝试,循环往复。在这种情况下,医生认为他们应该有权在没有患者或者代理人的同意下就下达 DNR 的指令。而反对者坚持认为,患者永远有权拒绝或选择 CPR,因为只有患者自己能够做出这一重大的决策。一切取决于患者的意愿,即使复苏成功的机会渺茫,对患者而言也是具有价值的。一些批评家也声称,有关"无效"的内涵意见不一,医生在运用无效的含义时也不尽一致。最后,他们还警告单方面决定存在偏见的可能性(见 3.1.1)。

评论:如果医生认为 CPR 已经无临床意义,那么不需要将复苏作为一项医疗选择。如果患者没有能力同意这个建议,且没有选定代理人,那么基于无效的考虑,医生可以选择 DNR。如果患者或者代理人拒绝这个建议,那么医生应该就复苏的无效或有效性寻找第二种医学意见。"两个医生的建议"这项规则经常被误解。第二个医生的建议不等于同意 DNR,仅仅是证实第一个医生提出的患者不能从复苏中获益的临床观点。当然我们应该认真地调和不同的观点,此时我们应该进行伦理学的讨论。如果不能达到统一的意见,我们应该调用医院政策中关于无益治疗的政策(见 1.2.2)。我们不认为一个医生有权力做单方面的 DNR 的决定,除非是明确的治疗无效的案例。

然而,当患者出现或者可能出现心搏骤停,或者明显在任何情况下患者都不可能被救活时,一个医生可能拒绝为患者复苏。因此,若患者到达急救室时伴有极其严重的创伤或者倒地很长时间后才被发现,此时,无需进行复苏。

1.3.4 拒绝心肺复苏要求的证明文件

所有对患者负责的人应该都清楚患者的抢救状态,尤其是护士和相关人员。主治医生应该在患者的病历中明确记录并签署拒绝心肺复苏的要求。这份文件应当包括医学事实、相关意见以及与患者、咨询员、行政人员及家属讨论后的总结。在表格中应该清楚地标识 DNR 的状态。如果有患者的授权,这样的状态可以改变。每一位参与患者治疗的人员应该被告知 DNR 及其合理性。因为研究显示,DNR 因人而异,医生在书写时必须小心运用具体的名词。DNR 的命令应与除了 CPR 之外的所有治疗无关。如果没有下达 DNR 的指令,则患者被认为是应该"积极抢救"。在每一个医院都应该重新评估抢救状态。

偶尔也会有明确被认定为突然死亡的患者会被查出没有实施心肺复苏的记录。

案例:一名非常虚弱的 89 岁老太太,她因终末期结肠癌持续出血而入院接受治疗。她近期才出院且病情严重,医护人员也都清楚这个情况。她已经无法与人交流,也没有预先指令记录在病程中。夜间,她突发心搏骤停,负责处理的实习医生完全了解她的身体状况,也没有发现主治医生的 DNR 的指示。她没有进行 CPR,患者离开了人世。实习医生第二天早上与主治医生讨论了此事,主治医生为前一天晚上离开时未书写 DNR 指示而道歉,然后告诉实习医生,即使医院医疗原则有要求,她不尝试做 CPR 的做法也是正确的。

　　评论:一般规定责任医生书面指示不进行 CPR 是合理的。它旨在消除关于患者生存率多变的或带有偏见的判断(见 3.1.1)。然而,所有的一般性原则都必须根据具体情况加以解释。在这个案例中,实习医生合理的假设心肺复苏可能是徒劳的,她也假设主治医生会写一份 DNR 的指示,她认为应该如此。当然,实习医生可能出错或者没有意识到某些特征。尽管如此,省略掉一些具有伤害性、痛苦和徒劳的干预也是合理的。

1.3.5　便携式 DNR 指令

　　在医院里签署 DNR 要求的患者会让人们觉得他们将不久于人世而被放弃。通常,患者更希望死在家里而非医院。如果患者在家发病时,患者家属有时候会寻求紧急救护服务。传统意义上,由于急救服务本身的时间限制,EMS 急救人员并没有责任决定患者是否留有预先医疗指令。他们会无视之前的意愿,尝试抢救所有的患者。近年来,设计出一种新型的、保护个人 DNR 意愿的方法,即所谓的"便携式"DNR。这些指令,由患者的私人医生制订、以标准形式陈述,植入手镯、项链或卡包中,当患者拥有这个指令时,急救技术人员被赋予不实行 CPR 的权力,但仍然可以提供其他必要的医疗措施。几乎所有国家都制定了法律和条文规定,承认 EMS 人员应该遵守院外 DNR 指令。一旦急救人员证实指令有效,且是患者自己制订了此项指令,急救人员不能够着手进行 CPR,除非在某些情况下,如患者宣布放弃 DNR。

1.3.6　维持生命治疗的医嘱

　　维持生命治疗的医嘱(POLST)提供了一种方法,即将医生建议和患者对治疗的倾向性与可操作的医嘱结合起来,使医嘱易于定位并能高效快速的实施,以确保患者了解自己的病情并得到尊重。POLST 是一种特殊的医嘱,记录了在紧急医疗情况下患者在不同治疗方案中愿意或不愿意接受医疗风险的意愿,这些医嘱包括是否接受心肺复苏、一些医学介入治疗或者是营养支持管理等。POLST 只适用于特定的人群,比如说患有严重疾病或者器官衰竭,以及如果在未来一年内死亡时医护人员也不会感到惊讶的患者。因此,虽然它可能与预先指令有相似的效果(见2.3),但是在正常情况下医生的医嘱反映了适合患者的医疗判断及治疗方法,其实 POLST 只是一个医生的指令,它不同于只反映患者意愿的预先指令。

这个形式包含了四部分:①心肺复苏;②医学干预,也就是说,仅仅进行安慰疗法、有限的干预或治疗;③人工补充营养;④对患者的医学情况进行总结。POLST 是医生的医嘱,应由医生签名(在某些区域可以由医生助理或是相关的护理人员签署)。与其他医嘱不同的是,它还需要患者或者其代理人签字以表达同意医生的判断,它应该是患者住院记录的一部分。POLST 最基本的目的是在一份文件中记录患者所有的意愿,并保证所有的意愿不会随着患者所处环境的变化而改变,例如从医院转到专业护理机构也不会改变。在州法律和规定允许的情况下,急救人员应该尊重 POLST 指令。

1.3.7 "延迟抢救"和"部分抢救"

术语"延迟抢救"描述了一种场景——即医生和护士对心搏骤停反应较慢并且未尽力实施 CPR,但假装已经尽力完成。通常在两种情况下会出现这种行为:①当医疗团队觉得复苏无效,但未与患者或家属沟通;②当家属选择复苏抢救,而医生认为是徒劳的。某些临床医生认为"延迟抢救"可以减轻家庭成员的愧疚感,以免他们认为没有为所爱的人做出努力而悲痛。我们认为这是一种借口,因为没有告知患者及家属这一难题。采用其他合理的措施来避免复苏,如"无效"或医院对"无益"治疗的政策会更加合适。最好的方法是做到最好或者不做,半途而废是最差的做法,对患者有害。

"部分抢救"或者"药物抢救"是指有选择性地应用心肺复苏中的各种抢救措施,例如进行胸外按压、用人工呼吸器辅助呼吸及强心药物的使用,但是省略了心脏电复律和气管插管。尽管可能有特殊的理由这样做,但我们必须承认在某种意义上,这不是心肺复苏。在我们看来,CPR 是一个包括几个方面的完整过程,除非患者明确拒绝,否则心肺复苏中所有抢救措施都应当被使用。

1.3.8 手术室内的 DNR

患者可能在手术过程中出现心搏骤停,在这种情况下,麻醉医生迅速开始心肺复苏。有时候签署过 DNR 指令的患者,如晚期癌症的患者,可能会要求姑息手术以缓解痛苦,比如紧急纠正肠梗阻,或选择性置入胃肠造瘘管、中心静脉导管等。问题是 DNR 指令是否应该在麻醉或手术过程中被自动推迟,这样患者在出现围手术期心搏骤停时就可以实施心肺复苏。

倾向于自动中止 DNR 指令的观点如下:①麻醉和手术室中的患者存在心脏和血流动力学不稳定的风险;②手术室内的心搏骤停大部分是可逆的,因为身边有娴熟的技术人员和抢救设备;③在同意手术的同时,患者被假定认为同意行心肺复苏;④不应该阻止手术医生和麻醉医生治疗潜在的可逆性状况,尤其是因为他们不希望终末期患者由于禁止使用标准的心肺复苏技术所导致的死亡被当成是手术死亡。在一项研究中,大多数麻醉药物学家认为 DNR 在手术中毫无疑问应被中止,但是只有一半的麻醉药物学家会和患者或其代理人谈到这一点。

反对自动中止 DNR 指令的人们认为,这种政策忽视了患者的权利,并违背了知情同意的准则。美国外科学会指出:强制所有选择 DNR 的患者中止这一指令并不能充分支持患者的自主权。他们建议用一种"要求重新考虑"的政策代替,同意选择性手术的患者面临不同风险-获益的状况时,可能需要重新考虑他们的治疗目标,而这值得重新评估 DNR 指令。主治医师、手术医师、患者或其代理人应该就 DNR 问题进行一次具体的讨论,应在预期手术时确认或中止 DNR 指令。如果手术医师、麻醉医师和护士组成的专业团队认可这项决策,我们将之视作最明智的决定。如果认为术中不进行心肺复苏是不道德的,手术医师和麻醉医师可以收回 DNR 指令。

另一种解决这个问题的方式是在 DNR 指令的基础之上进行再评估:即列出患者的治疗目标,允许外科医师和麻醉医师运用他们的临床判断以尽力完成患者的目标。因此,如果患者害怕脑缺氧损害,当发生室性心动过速时就应及时行电复律纠正,患者要求避免脑损害的目的就会达到。相反,如果患者手术时出现心肌梗死,继发心搏骤停 15 分钟或以上,外科医师和麻醉医师可能会停止 CPR 以尊重患者不愿在脑神经细胞受损情况下生存的意愿。

American College of Surgeons. Statement of the American College of Surgeons. Statement on advance directives by patients: "do not resuscitate" in the operating room. *Bull Am Coll Surg*. 2014;99(1):42-43.

Van Norman G. Anesthesiology ethics. In: Singer PA, Viens AM, eds. *The Cambridge Textbook of Bioethics*. Cambridge: Cambridge University Press; 2008: chap 57.

1.4　医疗过失

　　临床医生的工作不仅伴有不确定性,而且可能出现失误。美国国家科学院医学研究所(Institute of Medicine,IOM)关于医疗失误的评估报告(1999)显示:每年大约有 44 000~98 000 名美国人因为医疗过失死亡,多于交通事故、乳腺癌及 AIDS 的死亡人数。在这份报告中,医疗过失被定义为:医疗行动没能按照预先计划执行或使用了错误的方法去实现目标。报告强调了医疗过失所造成的个人及经济上的损失,并指出一些医疗过失的出现是由于医生的不称职或错误判断,而其他医疗过失是被没有及时发现和修正的系统错误所引发。继上述报告问世后,各项措施陆续实施用以减少医疗过失事件的发生,比如增加医疗过失事件的报告和分析,采用电子医嘱与医疗记录,设立患者安全指导,尝试减少住院医师与护士疲劳因素对治疗的影响。

　　我们对医疗过失的定义是:由于获取信息不充分,错误的判断和/或疏忽而导致的操作失误对患者造成伤害。指导性的治疗可能被错误地执行,例如本来插入喉部的内镜错误地插入食管;也可能被忽略,例如腹痛被认为是病毒性胃肠炎,以至于外科医生没有及时做手术造成了阑尾穿孔。非指导性的治疗也可能发生错误,例如给非糖尿病患者使用了高剂量的胰岛素。每一份假定医疗过失的案例都必须在这些因素范畴内分析,其中最需要考量的一点是医疗过失是不是由于疏忽导致的,即某次医疗行为从专业角度来看存在"目前广泛接受的医疗实践标准"的偏离。医疗过失后续引发的有关真相告知的伦理学问题,我们将在 2.1.11讨论。系统过失是指由于临床系统或记录留存资料系统的不透明性或功能不全导致临床医生犯下错误。举例说明:"胰岛素单位"的缩写"U"极易被错读为"0",10 单位可以被错读为 100 单位,"U"现在已成为处方书写时不推荐使用的符号。系统过失是"组织伦理学"中需解决的问题,要将对错误的报告和反馈政策上升到组织机构水平。"组织伦理学"将在 4.11 被讨论。

Institute of Medicine. *To Err Is Human: Building a Safer Health System.* Washington, DC: National Academy Press; 1999.

1.5 死亡的判定

判定患者死亡时会终止提供医疗干预。判定死亡是医生的法律责任。从传统意义上而言,死亡时刻被认为是患者生命终止,不再恢复交流、活动和呼吸的时候。尸体很快会变得冰冷、僵硬,并慢慢腐烂。医生通常凭借呼吸、脉搏停止、瞳孔散大判断死亡。因此,在医学和法律上所接受的死亡的一般定义,指的是"循环和呼吸系统的不可逆的终止",即人们所熟知的死亡"心肺标准"。

这种标准假定脑干功能丧失。当这种功能停止时,自主呼吸停止,随之所有重要脏器系统瓦解,缺氧的大脑会快速失去所有认知和调节功能,缺氧的心脏停止跳动。在 20 世纪 60 年代,采用机械通气——即使在脑干功能丧失的情况下仍可提供氧气支持,使呼吸维持成为可能。

20 世纪 60 年代新兴的"大脑标准"概念补充或者取代了死亡的"心肺标准"。器官移植的出现激发了人们对这一概念的兴趣,因为这项应用使得死亡后的器官保存成为可能。在 1968 年,有关脑死亡的概念在哈佛报告中得以阐述,这篇报告描述了丧失脑功能的患者的一些临床特征:对外界刺激无接收和反应能力、没有活动或呼吸、无条件反射、无角膜反射和瞳孔对光反射。

A definition of irreversible coma. Report of the Ad Hoc Committee of the Harvard Medical School to Examine the Definition of Brain Death. *JAMA*. 1968;205:337-340.

采用"大脑标准"作为临床死亡判定逐渐被法律所接受,但是在正常应用时仍存在许多问题。尤其是"全部脑死亡"和"不可逆的昏迷",现在称为"永久或持续的植物状态"之间的问题(见 3.3.3),这种问题是产生伦理和法律问题的原因。因此,在 1981 年,伦理医学问题研究委员会主席团提出了一份法律文件——《死亡的统一规定法案》(*Uniform Definition of Death Act*, UDDA)。现在每个州和哥伦比亚地区通过法规或法庭接受了脑死亡标准。

当个体维持不可逆的循环和呼吸功能丧失,或不可逆的全大脑(包括脑干)功能丧失状态时,可被认定为死亡。需依照目前被认同的医疗标准给予死亡判定。

President's Commission on Ethical Problems in Medicine and Biomedical and Behavioral Research. *Defining Death: A Report on the Medical, Legal, and Ethical Issues in Definition of Death*. Washington, DC: Government Printing Office; 1981. https://bioethics.georgetown.edu.

目前被认可的大脑死亡的临床死亡诊断标准如下：排除药物中毒和低体温症等原因，除了脊椎反射以及脑干反射没有自主或非自主活动；可以通过机械通气暂时中止时动脉 CO_2 增多、瞳孔散大、听觉刺激无反应、无吞咽反射等表现证明"呼吸暂停"。脑血流研究可以明确诊断，但并非必需。脑电图诊断只能提示脑皮质功能丧失，不足以确立全部脑死亡诊断，在符合上述其余临床指征时经常会被省略。

无论是心肺标准还是脑死亡标准都没有提到已故患者的医疗目标。所有的干预治疗都应当终止。医生有权宣告患者的死亡；法律和伦理上并没有要求获得家属的同意以宣告患者的死亡或终止医疗干预。家属应该被告知亲人已经死亡。可用一个具体病例提示生命支持技术延续的必要性，例如，由于患者家属和朋友的需求，对脑死亡孕妇体内存活的胎儿的抢救，或是取出移植器官（见第四章，4.5.7）。

医生通过死亡的伦理和法律含义区别脑死亡标准和永久植物状态。外行人（包括一些医生和护士）常使用"脑死亡"来指代植物状态，这是错误的。临床医生必须使用"大脑标准意义上的死亡"这一术语来判定死亡状态。有关永久植物状态的伦理和法律含义将在 3.3.3 进行讨论。

有关通过"大脑标准"定义死亡的特定哲学问题尚存争议。这些争议不涉及在这类事件中做出临床决策的负责人。现在，在法律管辖权限内的医生可以参照之前提到的法律、临床和伦理决定，宗教教派普遍接受了这种死亡定义。正统派犹太教是例外，出于神学的原因，许多权威坚持使用心肺标准。美国新泽西州承认这种宗教例外，允许代理人要求死亡的心肺标准。

Lo B. Determination of death. *Resolving Ethical Dilemmas: A Guide for Clinicians*. 5th ed. Philadelphia, PA: Lippincott Williams & Wilkins; 2013: chap 21.

President's Council on Bioethics. *Controversies in the Determination of Death*. Washington, DC; 2008. www.bioethics.gov.

Shemie S, Lazar N, Dickens B. Brain death. In: Singer PA, Viens AM, eds. *The Cambridge Textbook of Bioethics*. New York, NY: Cambridge University Press; 2008: chap 17.

Younger S. The definition of death. In: Steinbock B, ed. *The Oxford Handbook of Bioethics*. New York, NY: Oxford University Press; 2007: chap 12.

1.6   总结

1.6.1   问题5——总的来说,患者如何通过医疗及护理获益,且避免受到伤害?

分析解决医疗指征的重要性远高于收集和整理有关患者病况及治疗方案的关键信息。为了解决这一问题,临床工作者需要分析事实证据如何与有利原则和不伤害原则产生联系,以及如何利用分析结论指导恰当的诊疗建议。当各种临床事实证据显示患者被治愈的可能性极大或当利益-风险比例推演结论倾向于医疗干预时,如遵从有利原则和不伤害原则,应对患者谨慎地实施医疗干预措施。而当出现了我们在对"无效"的讨论中提到的情况,即众多事实证据皆提示这一病况不适于治疗,或作为治疗副作用而可能出现的负面伤害十分显著时,治疗干预的必要性就会减小,甚至丧失。在这一情况下,不伤害原则将被提至更重要位置,用以指导减少患者的各项负担。此时护理工作及姑息治疗方案仍可能使患者获益。最后,我们在"死亡的判定"这一节中提到,对于已经宣布死亡的患者不存在使其"获益"或受到"伤害",更无须考虑对其行医疗干预。

必须强调的是,本章以客观的医学思维方式定义患者所应获得的利益。此"利益"即指,在生理及心理双重层面上的获益,使患者重拾健康。例如通过外科手术切除脑部肿瘤,使用抗生素控制感染,或者静脉注射齐拉西酮(别称"齐哌西酮")治疗急性精神错乱,精神分裂症患者长期服用氯氮平维持正常的社会功能等。临床医生对客观利益的判定,应用于基于临床医生对治疗目标的了解和患者价值观,而对患者提出的建议中。患者能参考这些可能的获益来做出个人考量并最选择同意或拒绝。上述问题将在第二章"患者意愿"中进行更广泛的讨论。

患 者 意 愿

本章主要讨论第二个专题——患者意愿，这在分析临床用药的伦理问题中显得十分重要。患者意愿是指当患者面临健康和医学治疗时做出的选择，而我们应该尊重患者的选择。这些选择如同医生的建议中所提及的，反映了患者自己的经历、信念和价值观。第一个专题——医疗适应证，由医生判断患者的医学状况以及在这种状况下改善患者症状的干预措施的临床决定。当存在治疗的医疗适应证时，医生应当为患者提供治疗方案，这些方案可能被患者接受也可能被拒绝。我们将从以下几个方面来讨论：①尊重患者自主权的伦理学原则；②患者意愿的伦理、法律、临床和心理学的重要性；③知情同意；④决策能力；⑤医学交流的真相；⑥文化和宗教信仰；⑦拒绝治疗；⑧预先指令；⑨代理决策；⑩有质疑的患者；⑪替代疗法。

2.0.1 尊重自主权原则

尊重自主权在"患者意愿"中十分重要。尊重自主权是一个大原则中的一部分，即尊重人权，这是所有道德中的基本原则。尊重人权肯定了每个人在他/她的权利中都有道德价值和尊严。在这个意义上，我们应该将尊重的原则运用于每一次人与人之间的接触，包括患者与医生之间的接触。尊重人权就是要尊重人的自主权，即每个个体去选择和实施他/她的生活方式及行为的道德权利。

在临床伦理学中，尊重患者自主权意味着医生对如何让患者获益的判断应该包括患者的自我价值体现。他们对医生建议的回应应该反映他们自己的生活价值观，患者有权接受或者拒绝医生的建议，即使在做有益于患者的决策时也不应该忽略或者不顾患者的优先权。

作为一个道德原则，尊重自主权是一条"双向道"：临床医生也有自主权，即如何利用他们的最佳判断使患者在医疗过程中获益。因此，尊重患者的自主权并不意味着患者有权要求不合理的治疗,或者医生必须同意患者与医生最佳的决策相矛盾的要求。

在临床伦理中,尊重患者的意愿主要体现在医患关系中,也就是说一些健康问题促使患者找到医生寻求帮助,需要医生提供诊断、建议以及治疗措施,在这样的治疗关系中,医生拥有患者所需要的知识和技能,尽管医生必须尊重患者的自主权,但在实际操作中,很多情况可能阻碍或限制患者去表达他们的意愿。

在大多数的医疗情况下,患者应该遵照医生的建议,因为他们的目标是一致的。患者因为他们的健康问题求助于医生,医生根据患者的需要提供诊断及治疗方案,以期达到患者的目标。而当医疗指导和患者的意愿之间出现不一致的情况下,医生要负责判断患者的不赞同是由于与患者交流不够充分,还是患者害怕疼痛,或是对医生缺少信任感,又或者是其他特殊的问题,导致患者与医生的目标有分歧。

患者也可能由于病情很重而无法清晰表达意愿:他们只是单纯的希望得到帮助。因此,治疗的关系受到所谓的"医生的家长式作风"的影响,即医生假设患者由于疾病不能做出明确的判断,医生可以单独决定治疗方法。现代伦理学拒绝这样的家长式作风。相反,医生和患者必须组成一个联盟,在这个联盟中,医生的治疗建议和患者的意愿共同决定治疗方案,这就构成了治疗中医患关系和共同决策的核心。

尽管在过去一个世纪中,近代医学取得了巨大的进步,但医患关系依然是 21 世纪医学的重要组成部分。医患关系持续存在的主要原因是大多数的医学治疗需要通过这样的关系进行下去,即医患关系可以转变为治疗关系,医生和患者都想对体现在治疗关系中的医疗坚持个人的观点,而只有坚固的医患关系才能够保证最好的治疗质量。

本章主要讨论如何在尊重患者自主权的情况之下维护治疗关系,它强调的是患者在这种关系中的角色,也就是说如何体现患者的选择和自我价值。本章将解释患者如何自由地选择,同时也会提及患者不能为自己做决定,或者当医生的建议被拒绝而违背了患者的最佳利益甚至对患者有害时,如何使用相应策略。患者的意愿无论在临床上,还是在法律、心理学上都有十分重要的意义。

Beauchamp TL, Childress JF. Respect for autonomy. *Principles of Biomedical Ethics*. 7th ed. New York, NY: Oxford University Press; 2012: chap 4.

Jennings B. Autonomy. In: Steinbock B, ed. *The Oxford Handbook of Bioethics*. New York, NY: Oxford University Press; 2007: chap 3.

2.0.2 患者意愿的临床意义

关注患者的意愿对于优质的临床治疗十分有必要,因为患者配合医生来达到良好的医学治疗有利于患者更加信任医生,建立良好的医患关系,并能更好地配合治疗,对治疗更加满意。研究表明,有慢性疾病的患者,如患有高血压、2 型糖尿病、消化性溃疡、类风湿关节炎等疾病,让他们提问题、表达自己的观点,尊重他们的意愿能使他们得到更好的预后。

同样,研究显示有一些医生偏向于鼓励患者表达他们的选择,参与制订治疗方案而不是只由医生掌控治疗。患者参与模式包括基础的医疗训练、用心聆听和交流以及提供与患者共处的机会,医生与患者为了达成治疗的目的而共同分担权利和责任的方式,被称作"以患者为中心的医疗"。以患者为中心的医疗决策,体现了医生的医疗建议和患者的选择及价值观的统一。

1982 年医学伦理研究委员会建议将这种模式称为"共享医疗决策模式",委员会认为这既不是有利模式,也不是自主模式,而是一种理想的医患关系。前两种模式会造成医生和患者之间的紧张对抗情绪。相反,共同决定的模式使医生和患者成为共同实现患者目标的搭档,通常包括为患者缓解症状,改善功能,治疗及预防疾病。2007 年美国一项关于患者在临床决策中的选择权的问卷调查显示 62% 的患者喜欢共享医疗决策模式(剩下的 28% 选择患者自主模式,9% 选择家长式作风的模式),有52% 的患者表示经历过这种与医生共同决定治疗的模式。

Siegler M. Searching for moral certainty: a proposal for a new model of the doctor-patient encounter. *Bull NY Acad Med*. 1981;57:56-69.

在面临同样的医疗指征时,不同的患者可表达不同但完全合理的意愿。随着医学的发展,一个特定的问题常常会有几种合理的医疗选择,每一种选择都会带来不同的风险和获益。例如,为了避免围手术期死亡风险,一些肺癌患者会选择放疗而非手术治疗,尽管放疗的五年生存率低于手术治疗。同样,当告知患者有乳腺癌的遗传倾向时,一些人可能会选择预防性乳房切除术而非观察等待,而对于症状性、良性前列腺增生,一些患者会采取观察而非手术。尊重患者的自主权指患者有优先选择权,而医生在不违背医学合理性的情况下尊重患者的选择。有些患者仍然会选择不合理的方案,比如拒绝挽救生命的治疗,如果医生的劝说无效,患者的选择仍然应该被尊重。

目前越来越多人在网站上收集关于他们病情的信息,或者从媒体上了解治疗方法,如直接面向消费者的药品。这些病情信息可能增加理解和合作,但对患者的实际情况也可能是错误的或不适当的。医生应该尽可能地向患者解释这种不同,尊重患者的自主权不是要求医生在治疗不适当的情况下同意患者的意愿。

2.0.3　患者意愿的法律意义:自我决定权

美国法律强调所有公民享有基本的支配自身的权利,以及保护自己不违背本人意愿的权利。两份经典的法律条款简明扼要地概括了这一原则:

> 每一个成年且具有健全思想的公民都享有对自己身体的决定权。
>
> *Schloendorff v. Society of New York Hospital(NY ,1914)*.

> 英美法律颁布的前提是绝对的自我决定权,即每个人都是自己身体的主人,如果他有健全的思想,他可以阻止挽救生命的手术的实施或其他的药物治疗。
>
> *Natanson v Kline(Kan ,1960)*.

所有国家现在都从法律上要求,除了在某些紧急情况下,所有医学治疗都需要获得知情同意。法律要求在具体治疗开展之前要得到明确的知情同意,这可以保护患者决定自身将接受何种处置的合法权利。未经许可的对身体的侵犯会构成非法隐患。未能取得充分的知情同意可能会使医生面临医疗过失之嫌。总之,除了临床治疗和临床护理之外,尊重患者的意愿、良好的沟通及以"参与模式"与患者相处,是医生反击治疗不当的诉讼时最有效的保护手段。研究表明,对于这样的医生,患者很少起诉他们有治疗不当的行为。

2.0.4　患者意愿的心理学意义:控制力

患者的意愿有心理学意义,因为表达意愿的能力和获得他人的尊重对于个人价值的体现是至关重要的。已经受到疾病威胁的患者,可能会强烈需要一些控制感。确实,患者和家属通常会出现希望能够控制超出人类控制能力的情况(见 1.2.2)。当患者的意愿被忽视时,他们可能会不相信或不理会医生的建议,而当患者不配合的时候,治疗的有效性将大打折扣。此外,患者的选择非常重要,因为通过表达这些选择可能会发现其他因素,例如恐惧、幻觉、或特殊信仰,在与患者交流时,医生应当考虑到这些不利因素的存在。

在确认和评估关于患者意愿的伦理学问题时,必须了解以下 6 个问题:

（1）患者是否已经被告知建议的诊断和治疗措施的利弊,并且理解了这些信息,表示同意?

（2）患者是否神智正常和具备法定行为能力,或是否有证据表明患者没有行为能力?

（3）如果患者神智正常,他表达了什么治疗倾向?

（4）如果没有行为能力,患者是否在之前表达过治疗意愿?

（5）对于没有行为能力的患者,谁是合适的代理人?

（6）患者是否不愿意或者不能配合医学治疗? 如果是,为什么?

2.1　知情同意

知情同意是尊重患者自主权的实际应用。当患者因为一个医学问题咨询医生时,他们经常陈述自己所见到的问题并希望得到帮助,医生据此做出诊断和推荐相应的治疗。知情同意就是医生根据患者的病情做出诊断,并提供合理的治疗方案,患者经过深思熟虑进行选择的过程。知情同意是一种描述诊断和治疗信息的速记短语,它包括医生提供的建议和患者对该建议的慎重接受。

2.1.1　问题 1——患者是否已经被告知建议的诊断和治疗措施的利弊,并且理解了这些信息,表示同意?

在"知情同意"过程中,医生向患者解释所患疾病的性质,给出治疗建议、可供选择的治疗方法,并告知患者所有选择的优劣。患者理解这些信息后,评估各项治疗方案,同意或者不同意医生的建议。

知情同意权的构成包括共同参与、良好沟通、彼此尊重、共享式决策在内的医疗接触中的核心特征。知情同意要求医生与患者不断地交流从而使患者同意医学治疗过程,建立患者和医生之间相互的关系。

知情同意权不应该只是被机械地背诵或者表现在一张纸上形式化

的签字,"患者已经同意了"这句话有时候会被年轻的临床医生用来汇报患者已经签署了知情同意书,这其实是对知情同意权的误解。在同意治疗后,患者会表达治疗需求,医生应该继续和患者交流,加强最初的知情同意。正确的知情同意可以使医生和患者同时受益,有利于治疗同盟的形成,使得医生的工作更易展开,因为患者对治疗结果有比较现实的期望,对可能的并发症做好了准备,在治疗中更容易成为合作者。尽管有关知情同意重要性的法学、伦理学著作数不胜数,许多研究仍然证实,医生经常不能正确实施知情同意并了解其实质内容。

法律一直要求对于手术需要明确的知情同意,因为手术的过程可能使人体受到致命的伤害。由于越来越多的药物和手术治疗能影响患者的寿命长短,可能改变患者生活或者影响患者终生,因此知情同意在法律上和伦理上变得更加重要,也更加复杂。比如很多疾病需要使用化疗延长患者的生命;器官和组织的移植需要长期的免疫抑制治疗和监测;慢性疾病的治疗有必要让患者理解、接受和配合。所以应该让患者知悉这些现代医学的特征,并接受这些生活上的改变从而使其同意治疗。

Beauchamp TL, Childress JF. The meaning and justification of informed consent. *Principles of Biomedical Ethics*. 7th ed. New York, NY: Oxford University Press; 2012.

Berg JW, Appelbaum PS, Lidz CW, et al. *Informed Consent: Legal Theory and Clinical Practice*. New York, NY: Oxford University Press; 2001.

Lo B. Informed consent. *Resolving Ethical Dilemmas: A Guide for Clinicians*. 5th ed. Philadelphia, PA: Lippincott Williams & Wilkins; 2013: chap 3.

Williams J. Consent. In: Singer PA, Viens AM, eds. *The Cambridge Textbook of Bioethics*. New York, NY: Cambridge University Press; 2008: chap 2.

案例1:Cure先生,是一名肺炎链球菌感染的脑膜炎患者,被告知需要使用抗生素治疗。当他知悉自己所患疾病的性质,治疗的获益和可能的副作用,以及不采取治疗的可能后果时,他表达了自己要求选择抗生素治疗的意愿,医患之间在临床上、伦理上、情感认可上达成共识,并在患者治愈后进一步强化。

案例2:Cope女士,42岁,18岁时确诊为1型糖尿病,依靠胰岛素和饮食控制治疗。在患病期间,她坚持饮食及药物治疗但仍然反复发生酮症酸中毒和低血糖症。Cope女士的医生定期和她讨论其病情和治疗方案,并询问她在处理这些状况时遇到的困难。她的医生建议cope女士植入胰岛素泵以便更好地控制血糖。

　　评论:案例1说明了什么样的情形才能称作"知情同意",医生通过临床判断向患者提出适当的治疗建议,患者通过向医生咨询疾病的诊断和治疗,以及接受医生的建议,从而使医生知道他的意愿。案例2是另一个关于"知情同意"的例子,但发生在慢性病的情景中,Cope女士的医生认真仔细地告知了他的患者,Cope女士选择并接受了治疗方案,她的依从性良好。她根据获益和风险的比较,正在考虑是否接受胰岛素泵治疗。慢性病患者,由于其长期预后会受到多种因素影响,必须考虑可能出现的后果。在随后的章节中,我们需要理解在这两种案例中出现的问题。

2.1.2　信息公开的定义和标准

　　知情同意被定义为:在医生充分揭示医疗干预措施以及备选方案的获益和风险后,由患者自愿接受其中一项治疗。如何定义医生的信息完全公开呢? 一种方式是询问一个慎重的医生会告诉患者些什么,这种方式在早期的知情同意案例中作为法律的标准,而现在日益被一种新的标准取代,即患者在做出理性选择时需要知道哪些信息。前一个标准给医生提供了更多的裁决权,而后者更多的是以患者为中心。另有第三种标准,有时被称作个体化标准,是每个患者特有的。在这条标准中,医生提供的信息根据患者对信息的需求以及他们的理解而调整。尽管法律通常仅要求医生达到理性对待患者的标准,但一个参与决策共享模式的医生更渴望达到个体化标准的要求。

2.1.3　公开范围

　　许多研究显示,患者渴望从他们的医生那里获得信息;许多临床医生意识到他们的患者对此非常感谢。近年来,坦诚地公开信息已经成为一种准则,目前广泛认可的信息公开应当包括:①患者目前的治疗状况,包括在未提供治疗的情况下可能采取的措施;②可能改善预后的干预措施,包括对这些措施及其风险、获益的描述,并评估这些干预措施的可能性及不确定因素;③向患者提供关于备选方案的专业意见;④基于医生最佳临床判断的建议。

　　在传递这些信息时,医生应当避免使用专业术语,尝试将一些晦涩的统计数据转变为通俗易懂的事例进行描述,询问患者是否理解了信息并请患者提出问题。医生并不需要强制性地给患者提供"迷你医学教育",而应当坚持向患者告知关于他们自己治疗的需要和选择。

正如在 2.0.2 中提到的,医生并不是患者获取医疗信息的唯一来源,患者会通过媒体、网站、宣传组织及许多其他良莠不齐的信息渠道来获取更多的信息。患者经常会带着满满一文件夹的资料去看医生,医生需要解释这些信息并评估其与每一个患者的相关性。

对于医生临床水平的评估是否应当包含在公开的信息范围中尚存在伦理学争议。许多医生会例行建议他们的患者寻求专科医生的治疗,因为在某些方面他们不是专家,但是他们可能不方便告知患者。我们的意见是:公布医生的经验水平在伦理学上是合理的,尤其在必要的情况下以及有重大的风险或者可以选择的情况下,患者因此能够做出是否继续治疗的知情选择。

信息公开的道德和法律义务随情形变化而定,当治疗情况从选择性急救到试验性急救时会变得更加迫切。在一些急救情况下,几乎不需要提供信息,任何告知情况的行为都可能是在浪费宝贵的时间。从伦理和法律学上而言,急救时可以提供简略的信息(见 2.4.3)。当治疗为非急需或可选择时,应当提供更多的信息,在进行试验性或者创新性的治疗的时候更应如此。

D'Agincourt-Canning L, Johnston C. Disclosure. In: Singer PA, Viens AM, eds. *The Cambridge Textbook of Bioethics*. 1st ed. New York, NY: Cambridge University Press; 2008: chap 4.

2.1.4 理解

对知情同意的讨论通常强调医生所提供信息的数量。然而,患者的理解与信息的提供同等重要。很多研究表明,患者对医学信息的理解力经常是有限且不充分的。这些信息通常是在患者悲伤或者思想不集中时提供的。有研究显示,医患沟通的完成较差时,较少有人努力尝试克服理解障碍,医生有义务为确保患者充分理解病情及治疗方法而努力。医生应当给出清楚明了的解释并通过一些简单的问题评估患者是否理解,同时提供手写的情况说明或打印材料,提供视频资料来指导面临复杂选择的患者,如对乳腺癌或前列腺癌做出治疗选择,为慢性病患者安排一些医学科学教育片等。尽管医生主要负责告知患者病情,但其他医务人员,尤其是护士,能够补充信息,加深患者对这些信息的理解。

2.1.5　知情同意书

知情同意的过程被记录于一份签了名的知情同意书上,保存在患者的住院记录中。健康管理委员会要求在大多数药物或手术治疗开始前签署文件,这份文件一般由医疗程序命名,并陈述向患者解释的治疗风险和获益。尽管这份文件作为患者的知情许可是合法的,但在伦理学上仍有欠缺。事实上,缺乏具体讨论细节的知情同意书即使签了名也不能证明在患者知情同意前已经进行了必要的讨论。确切的过程和谈话细节应当以医疗文件的形式记录在医疗档案中。这份签署的材料并不能代替更全面的记录。此外知情同意是一个共同决策的过程,书面文件应该证实这一过程是在医生和患者之间进行的。知情同意书所要表达的含义不仅仅局限在一份表格的签署上。

2.1.6　知情同意的困境

许多研究证实,医生们往往很难签署一份在伦理和法律上令人满意的知情协议。他们可能会陷入专业术语的困境,为所有医疗信息内在的不确定性而苦恼,担心会对患者造成伤害或恐慌,或者被各种责任压迫。此外,患者理解能力有限,可能会疏忽,也可能因此担惊受怕,或是由于否定、害怕等原因而选择性地倾听,可能会导致错误的理解。患者可能相信医生有做出决定的特权,而医生也可能没有重视患者的合理参与。

一些医生认为知情同意权是强加于他们身上的不合理甚至不可能完成的任务:不合理是因为完全告知患者需要花费大量时间,并且可能造成不必要的焦虑;不可能完成是因为没有接受过医学教育或有临床经验的患者很难理解医生所提供信息的意义。鉴于以上原因,医生有时候不会考虑知情同意权的真正意义而仅仅是例行公事。知情同意不仅仅是给患者提供信息,还是通过医患沟通使双方一致选择合理治疗方案的机会。知情同意应当是一种共享式决策。这个过程尽管困难,却存在很大的提升空间,并不是不可能实现的。

知情同意程序为那些与患者有接触的医生(如内镜科、放射科或麻醉科医生等),提供了组成医疗同盟的机会。

2.1.7　**真实的交流**

医患沟通需要真实,也就是说,陈述应有理有据。如果有不确定的事实,应该为患者所知晓,要避免通过陈述不真实的情况或者忽略真实的情况来欺骗患者。这些伦理学原则应该贯穿于所有的交流之中。然而,在医患沟通中,会暴露某些关于真实性的伦理学问题,比如患者真的希望知道真相吗? 如果知道真相后会造成伤害吗? 传统上,医学伦理学已经给了模糊的答案:尽管过去有些专家支持真实性,但也有一些专家建议进行适当的欺骗可以使患者获益。现在随着自主原则开始占主导地位,真实性已被提议纳入伦理内容中。

Beauchamp TL, Childress JF. Veracity. *Principles of Biomedical Ethics*. 7th ed. New York, NY: Oxford University Press; 2012.

Hebert PC, Hoffmaster B, Glass KC. Truth telling. In: Singer PA, Viens AM, eds. *The Cambridge Textbook of Bioethics*. 1st ed. New York, NY: Cambridge University Press; 2008: chap 6.

Lo B. Avoiding deception and nondisclosure. *Resolving Ethical Dilemmas: A Guide for Clinicians*. 5th ed. Philadelphia, PA: Lippincott Williams & Wilkins; 2013: chap 6.

案例1:R. S. 先生,65 岁,因体重减轻伴轻度腹部不适就医,医生很了解这个患者的情况——患者刚刚退休并已计划好和他妻子进行环球旅行。检查显示肝功能轻度升高,胰尾部有可疑肿块。在 R. S. 先生开始和医生交谈检查结果时,他强调,"医生,我希望你没有什么坏消息,我们已经订好计划了。"按照常规,下一步采取的措施是对胰腺进行活检以确诊有无胰腺癌。医生考虑是否应该将这一步推迟到 R. S. 先生旅行回来后进行。这时候医生是否应该让 R. S. 先生意识到他有胰腺癌的可能性?

评论:现代生物伦理学强调了患者对真相的知情权。支持的观点有:

(1) 传统伦理学观点认为我们有强烈的道德责任需要告知患者真相,以维护人与人之间的关系和社会凝聚力。这个不应该被由于知悉真相所产生的潜在伤害所推翻。

(2) 医生怀疑向患者揭露真相会伤害到患者的证据微乎其微。相比而言,面对坏的消息,医生可能比患者表现得更不安或更加不能承受。

(3) 患者有知悉真相的需要——有利于他们对将来的生活进行合理规划。

(4) 隐瞒真相可能会破坏医患关系,尤其是严重的疾病,告知真相对这种医患关系的巩固显得尤为重要。

(5) 对医生隐瞒真相的容忍,可能会破坏公众对医生的信任。如果大众普遍认为医生不值得信任,这将会造成害怕受到欺骗的患者拒绝寻求治疗。

(6) 最近的研究表明:大部分被诊断有严重疾病的患者希望知道真相。同样,最近的研究并不能证明公开事实会造成伤害。

建议:R.S. 先生应当知晓真相,他可能患有胰腺癌,且应该取活检做病理检查。我们的意见是倾向于公开真相,在医生身上建立一种强大的伦理义务,即向患者告知他们病情的诊断和相应的治疗。以下几点与之相关:

(1) 讲明真相意味着讲明相关事实的具体情况,这个方式应该基于聆听者的心理承受能力和理解力。真相可能是残忍的,但是告知真相不应该残忍。我们需要尊重患者的自主权,这就要求医生慎重、小心地公开真相,同时加强患者考虑和选择的能力而不是破坏这种能力。开展此类交谈时应询问患者自己想知道多少病情以及是否愿意让其他人知道。

(2) 讲明真相对于 R.S. 先生的计划具有提示作用,可以采取更多诊断性检查和选择合适的治疗。R.S. 先生应有考虑这些因素并掌控自己人生的机会,他的旅行计划可能要被推迟或取消,还要考虑有关经济方面的安排和进一步的治疗计划。

Sheldon M. Truth telling in medicine. *JAMA*. 1982;245:651-654.

案例 2:S.P. 先生,一名 55 岁的教师,在过去三个月内出现胸痛症状和几次晕厥。他在妻子的要求下不情愿地去看医生。他非常紧张焦虑,并在与医生见面交谈时就表明他非常憎恶医生和医院。查体发现他有主动脉狭窄的典型症状,并最终由超声心动图证实。医生建议他做心脏导管介入术,也有可能要接受心脏外科手术。然而,基于对此患者的印象,医生担心,若公开心脏导管介入术的全部风险会导致患者拒绝接受治疗。

评论:在这个案例中,预期的伤害要比在案例 1 中更加明确,风险更高。考虑到患者可能会做出对自己健康和生命不利的决定,我们怀疑是否该告知其诊断或治疗手段的风险。此外,在这个案例中我们有充分理由怀疑患者会比案例 1 中患者的反应激烈得多。

建议:与案例 1 相比,倾向于公开真相的争论一样也很多。无论是否采用导管介入术,患者仍需要长期的药物治疗。最重要的是,患者需要与一个有能力的医生建立良好的信任关系并能够从中获益,坦诚相待要比欺骗更可能产生这种关系。此外,医生对患者拒绝治疗的担忧可能被放大了。如果 S.P. 先生意外死于导管介入治疗,医生可能也会担忧家属的反应。尽管在过去 S.P 先生拒绝就医,但是现在他已经病重,他可能更容易接受治疗。如果患者在没有机会做出同意或拒绝治疗时便死亡了,那么医生就犯了严重的伦理过错。

2.1.8　安慰剂治疗

安慰剂治疗是一种可以使患者获益的临床干预措施,不是由于任何已知的生理学机制,而是因为积极的期待、信念和希望从而产生了心理或者心理生理上的影响。这个干预措施可能是惰性物质、糖丸或者现在经常用的维生素片、非处方止痛药或者注射用生理盐水。这些干预措施使用后都可以产生安慰剂效果,比如减轻痛苦,有长时间的效果。目前的研究揭示几乎有一半的美国医生将安慰剂治疗作为常规治疗措施之一。

Tilburt JC, Emanuel E, Kaptchuk TJ, Curlin FA, Miller FG. Prescribing "placebo treatments": results of a national survey of US internists and rheumatologists. *BMJ*. 2008;337:1938.

安慰剂治疗提出了一个关于告知真相的问题,因为似乎不可避免地带有欺骗性。医生知道这种干预没有客观疗效,而患者不知道这个事实。在某些情况下,例如在想要留住患者或"摆脱患者"的刺激下,欺骗是违背道德的;在其他情况下,安慰剂临床应用可能带来获益,因为一个无害的干预措施可能会有积极的效果,同时也引发了一个现实的伦理学问题:不能欺骗患者似乎与不伤害且使患者获益相冲突。现在,伦理学家们认为临床上使用安慰剂是不符合伦理的。

安慰剂现在普遍应用于无生命威胁的临床对照试验。研究对象会被告知他们将被随机分组,可能接受一种有效药物治疗或者是替代物的治疗,没有欺骗行为包含在内,这种实践行为是符合伦理学要求的。

Beauchamp TL, Childress JF. Intentional nondisclosure. *Principles of Biomedical Ethics*. 7th ed. New York, NY: Oxford University Press; 2012.
Brody, H. The lie that heals: the ethics of giving placebos. *Ann Intern Med*. 1982;97:112-118.

案例 1:一位 73 岁的寡妇和其儿子一起生活。她儿子带她来看医生是因为她的昏睡症状越来越严重,并经常出现思维混乱。医生认为,2 年前在该老人成为寡妇后,她出现了睡眠障碍并开始服用安眠药,现在已产生了药物依赖。医生认为最好的方法是尝试用安慰剂使她摆脱目前的治疗方案。

案例2：一位62岁的老人因结肠癌做过直肠结肠切除手术及回肠和结肠造口术，不存在任何肿瘤残留的证据，伤口愈合良好，回肠造口处功能良好。在术后的第八天，他抱怨说腹部有痉挛性疼痛并要求治疗。医生首先使用解痉剂，但患者一直抱怨疼痛并要求用吗啡——曾用于缓解其术后疼痛。医生拒绝使用鸦片类药物，因为多次重复检查表明疼痛是由心理作用引起，而医生知道鸦片类药物会引起便秘，因此考虑使用安慰剂。

评论：任何情况下，带有故意欺骗性质的安慰剂使用都应存在伦理怀疑。对真相进行探究，诚实待人的道德义务禁止欺骗行为发生；鉴于可能对医患关系带来的威胁，也建议反对欺骗行为。任何职责义务的例外情况必须满足以下条件：①需要治疗的情况应当是众所周知的——对安慰剂有高反应应答。例如，轻度的心理抑郁或者术后疼痛；②安慰剂替代治疗、针对持久慢性病的治疗，或者用于替代有毒的或成瘾性药物。例如，案例1中的安眠药或案例2中的吗啡；③患者要求尽可能地进行治疗或治愈；④患者坚持使用某种处方药。

建议：在案例1中使用安慰剂是不合理的，患者并没有要求药物治疗。我们应该直面患者的药物成瘾问题，积极地与这个患者建立良好的医患关系。若患者后期发现对她的欺骗可能会破坏这种医患关系。在案例2中使用安慰剂值得一试但在伦理上也是不合理的，因为患者要求缓解疼痛，倾向于使用安慰剂，但吗啡有不良副作用，短期的安慰剂试验可能对缓解疼痛有效并避免鸦片类药物的副作用。然而，耐心解释可能与安慰剂同样有效，带有欺骗性质的安慰剂会破坏医患间产生重要的治疗作用的"安慰剂效果"，并会破坏患者对医生的信任。一种决策参与式模式建立于可靠的医患交流之上。例如，在患者的许可下开展"迷你试验"：向患者解释会提供两种药丸，一种有效，一种无效，患者将会随机选择其中一种。我们推荐院内疼痛咨询服务。

2.1.9　完全公开

应该根据患者的情况完全公开可供选择的治疗，即提供一个有思考能力的患者做出正确决定所需要的全部信息。完全公开应该包括医生所建议的治疗方案和医生认为效果不甚满意但仍属于合理治疗范围的方案，这样做患者就会明白为什么医生认为其他的治疗方案不够令人满意。

案例:一位41岁的女性患者,乳腺活检提示有癌症,医生知道这位患者以前的依从性较差并有擅自取消预约的情况,鉴于此,医生认为最佳治疗方案是乳房改良根治术,因为相较于乳房肿块切除术及5个星期的门诊放疗方案而言,这种方案所需要的持续治疗时间较短。这位医生是否也应该向患者阐述其他可供替换的治疗方案? 医生担心的是,经过乳房肿块切除术后,患者能否坚持放疗?

建议:医生应当向患者仔细地解释所有的治疗方案及风险/获益的具体情况。对医生所认为的最优治疗方案的大力支持在伦理学上是许可的,但是仍应当让患者自由选择,即使医生认为她可能会选择疗效较差的方案,必须避免强迫和操控患者。最终,患者必须做出乳腺手术和定期复诊的决定,而医生必须向患者提供信息并鼓励她完成任何一种她所选择的治疗方案。

评论:医生与患者间的交流不仅由于医生的表达和患者理解的能力有限而受到限制,同时也因为医生不能很好地聆听患者及理解他们潜在的情感而受到影响。最后,由于时间有限,患者被强制性进行管理式的临床治疗,报销政策可以补偿治疗过程中的费用,但是不能补偿医疗教育的缺失,不能鼓励建立良好的医患沟通。改善医患沟通的重要性在这个信息时代是显而易见的。

2.1.10   拒绝信息提供

人们有权了解自身信息。同样的,他们有权力拒绝信息或者要求医生不要告知他们某些信息。

案例1:A.J. 先生计划行脊柱狭窄手术,神经外科医生开始讨论手术的风险和获益,患者回答:"医生,我不想再听下去了,我只想做手术,我知道会有风险,但是我信任你。"这个外科医生担心他并没有完全公开手术信息。

案例2:Care 先生有多发性硬化症(MS),在患病早期对自己疾病的相关知识的学习不感兴趣,她拒绝医生提供的定期的病情交流。然而,在多次入院接受尿路感染治疗中,有一次她强调,如果她知道生活将会变成什么样,她会拒绝接受对其他威胁生命的疾病的治疗。这个患者的精神状态很难去评估;她的医生认为她有严重的抑郁症;重症医生认为她有早期老年痴呆的表现,尽管她不情愿和她的医生交流,是否还是应该早点告知她有关她病情的诊断及预后?

建议:在案例1中,A. J.先生拒绝信息的要求应当受到尊重。他的外科医生没有义务强迫他进行手术治疗,但在合适的时候仍然可以提供信息。外科医生必须在表格中做出全面注释——患者拒绝了治疗信息的提供。在患者的许可下使患者的家属参与到手术细节讨论中是比较合理的,当患者希望获得额外信息时,医生们应该做好准备提供信息。

案例2为我们展现了一个复杂的案例,这里我们更倾向于选择信息公开,因为这种情况是无法治愈的,而且是一个长期的过程。因此,患者的长期自主性应受到尊重——通过提供尽可能多的信息,以确保患者在身体和心理条件允许时,提前了解应对机制并做出选择。尽管医生可能会为了保护患者而尝试保留信息,但更好的选择是给患者提供一般的信息,使患者足以意识到自身状况的严重性以及 MS 所引起的一些问题的严重程度及发病时间的不确定性。这避免了过度保留信息或公开信息所导致的极端状况,因此要求医生努力去寻找公开和保留信息的平衡点。此外,可能造成患者病情加重的信息公开必须尽量予以调整,应考虑患者的承受能力。由于在一些晚期多发性硬化症的病例中,患者会出现相关的痴呆表现,因此在患者身体受到严重损害之前,及时提供信息以防患者失去理解能力的做法是明智的。

Lo B. Refusal of information by competent, informed patients. *Resolving Ethical Dilemmas: A Guide for Clinicians*. 5th ed. Philadelphia, PA: Lippincott Williams & Wilkins; 2013: chap 11.

2.1.11　医疗过失的公开

当发生医疗过失(定义详见1.4)后,医生或者医院是否有义务向患者公开错误?一些过错是由疏忽大意引起,大多数是由于意外事件、错误信息的误导或者组织上的失误;一些过错不会造成伤害,而另一些会导致严重的损害。当医疗过失发生时,医生们有怎样的职责去公开呢?

案例:在 2.1.9 中提到的患者采取了乳房改良根治术和乳房修复手术。术后她出现了胸部肿胀和流脓,以及因脓肿导致的持续发热。她被送回手术室重新进行手术,外科医生发现手术伤口中留有一块海绵。当海绵被拿走后,脓肿就治愈了,患者痊愈出院。医生应该告知患者实情吗?

建议:这个案例中,我们需要公开事实,因为患者在此次医疗过失中受到损害。尽管结局是令人满意的,但患者需要接受带有风险的二次手术;她的住院时间及伴随风险都相应增加;化疗因此被延迟,承担的费用增加。尊重患者的基本职责要求医生对患者的损失做出道歉。外科医生应当告知患者事实并向患者道歉,同时向医院上报此次医疗过失,而医院也需要向患者道歉并采取适当的赔偿方案。

评论:不鼓励任何试图隐瞒医疗过失的行为。隐瞒是缺乏职业道德的表现,刻意隐瞒可能产生适得其反的效果。从风险管理和质量保证的角度而言也需要上报医疗过失,相关部门应当采取措施来上报、纠正和预防过错。应放弃诉讼并提供适当的赔偿;即使患者未提出诉求,也可考虑通过经济赔偿解决问题。坦白和诚实的氛围对于维持医患关系和患者对医疗机构的信心和信任十分重要。玩忽职守的行为确实存在,尤其是当过错是因疏忽大意而引起,但是如果有诚信,大多数人不必害怕法律诉讼。没有造成实际伤害的、对患者无任何不良作用的过错(例如,准备了错误剂量的药物,但是在给药之前纠正了),必须在医疗系统中上报,这就已经达到控制的目的了。尽管没有义务公开无伤害的医疗过失,但采取这种方式对维持坦诚的医患关系而言是明智的选择(见4.11.1)。

Eaves-Leanos A, Dunn EJ. Open disclosure of adverse events: transparency and safety in health care. *Surg Clin North Am*. 2012;92:163-177.

Gallagher TH, Studdert D, Levinson W. Disclosing harmful medical errors to patients. *N Engl J Med*. 2007;356:2713-2719.

Lo B. Disclosing errors. *Resolving Ethical Dilemmas: A Guide for Clinicians*. 5th ed. Philadelphia, PA: Lippincott Williams & Wilkins; 2013: chap 34.

2.2　决策能力

知情同意和真实信息的公开是以患者拥有法律行为能力和心智来聆听和理解交流内容为前提的。临床上,在很多情况下患者明显缺乏这种能力。

2.2.1　问题 2——患者是否神智正常和具备法定行为能力,或是否有证据表明患者没有能力?

同意治疗的复杂性不仅在于信息公开的难度,还在于有些患者缺乏理解并做出选择的心理能力。在法律上,专业术语"有行为能力"和"无行为能力"被用来证明人们是否拥有合法的做出选择的权力,例如支配他们的财产,或者做出医疗决策。法官有权裁定某人不具备法律行为能力并可为其指定法定监护人。然而,在医疗中,具备法律行为能力的人的意志可能会向疾病、焦虑和/或疼痛妥协。我们将这种临床情况称为无决策能力或决策无能,和法律行为能力相区别。将评估决策能力作为知情同意流程中不可或缺的一部分是十分有必要的。

Beauchamp TL, Childress JF. Capacity for autonomous choice. *Principles of Biomedical Ethics*. 7th ed. New York, NY: Oxford University Press; 2012.

Chalmers J. Capacity. In: Singer PA, Viens AM, eds. *The Cambridge Textbook of Bioethics*. New York, NY: Cambridge University Press; 2008: chap 3.

Grisso T, Appelbaum P. *Assessing Competence to Consent to Treatment*. New York, NY: Oxford University Press; 1998.

Lo B. Decision-making capacity. *Resolving Ethical Dilemmas: A Guide for Clinicians*. 5th ed. Philadelphia, PA: Lippincott Williams & Wilkins; 2013: chap 10.

2.2.2 决策能力的定义

在医疗环境中,患者同意或拒绝医疗帮助时要求他们具备理解相关信息、重视医学突发状况及可能后果和交流意见的能力,这要求医生对治疗选择提出建议时要合理地考虑到患者自身的价值观。对于拥有这些能力的患者而言,他们做出决定的权力应当受到尊重。已明确缺乏上述能力——如因昏迷不醒、丧失意识、明显无判断能力或有妄想症的患者,则不能做出合理的选择。对于他们而言,需要一个代理决策的人。然而,很多患者处于这两种情况之间:他们的决策能力是有问题的。许多伦理案例牵涉到非常虚弱的患者,他们的精神状态因受到创伤、恐惧、疼痛、生理失衡(如低血压、发热、精神状态的改变)或药物治疗而改变。我们不清楚这些患者是否有能力为自己的利益做出可靠的、合理的决策。当决策能力不确定且医疗环境很严峻时,医生会处于困难的境地:自主权原则允许有决策能力的患者做出任何选择,包括不良选择,但是如果尚不清楚患者是否有决策能力,那医生应该怎么做? 在存在这种疑惑的情况下,医生可能会以“默许同意”的理由介入危及生命情况。然而,在不危及生命和不紧急的情况下,应该遵循代理决策的法律程序,正如下文2.4所述。

2.2.3 决策能力的决定因素

决策能力指的是对现实方案理解、评估、并做出选择的一系列行动的能力。决定患者是否有决策能力是一种临床的判断,形成决策能力判断的第一步是与患者进行交谈,观察患者的行为,并与患者家属或者朋友、同事等第三方交谈。有经验的临床医生通常会通过与患者的一次简单交谈来评估其决策能力,记录是否有行为的不一致性、不相关性和容易混淆事物等情况发生。这种评估可能会有利于痴呆、妄想症、脑部疾病等的诊断。然而,辨别精神障碍常常会遇到困难。例如,偏执狂患者一直表现正常直到某些情况侵犯到他们妄想的信仰体系。一个不寻常的决定可能会使人怀疑患者的精神状态异常,例如,一个面临严重损伤的患者拒绝低风险、高获益的治疗。

精神病学的诊断,如精神分裂症、抑郁症或者痴呆,不能排除患者有心理能力来做特殊决定的可能性。许多有精神疾病的患者在面临特殊医疗选择时,仍保有做出合理决定的能力。问题是这些常见的心理学状态及精神病学诊断是如何影响患者在某些特殊情况下的理解和选择能力。当一名临床医生怀疑患者是否有做出明确选择的决策能力时,可以对其认知功能、精神情况及可能影响决策能力的器官功能进行测试。麦克阿瑟能力评估工具(MacArthur Competence Assessment Test, MacCAT-T)是一种广泛应用于临床的评估手段。然而,在临床实践中,没有一种测试能充分评估决策能力的复杂概念。在有些情况下,例如焦虑或抑郁的情感状态,可能在精神病学治疗干预下表现为短暂的或可逆的。其他情况,如药物引起的精神错乱,可通过适当的药物调整而解决。但有些问题,如不能够理解简单的有关事实的阐述或固执地妄想,就很难治疗。所有临床医生都应该学习评估患者能力的临床技能,任何培训过的临床医生,包括临床伦理学家都可以使用这种技能。在某些情况下,证明患者无能力的证据显得十分复杂和难以理解,尤其是当患者有精神障碍时,这种情况下就应该与精神病学家以及临床心理学家等专科医生商讨。同时,地方法律和政策可以要求心理健康专家进行评估,尤其是考虑到监护权的诉讼时。当有充分的临床证据表明患者没有决策能力时,合适的决策代理人同样具有自主权,详见本章2.4。

Appelbaum P, Grisso T. Assessing patient's capacities to consent to treatment. *New Engl J Med*. 1988;319:1635-1638.

Etchells E. Aid to Capacity Evaluation. Joint Center for Bioethics, University of Toronto. http://jcb.utoronto.ca/tools/ace_download.shtml.

Grisso T, Appelbaum P. *MacArthur Competence Assessment Tool for Treatment*. Sarasota, FL: Professional Resource Press; 2001.

2.2.4 评估涉及干预需要的决策能力：变化的标准

通常患者的决策能力并不会受到严重的质疑，除非患者拒绝或终止医学治疗。当患者拒绝治疗建议时，医生可能会怀疑患者的选择会损害自身的健康和利益，并认为人们通常不会与自己的最优化利益相悖。有学者建议，关于决策能力评判的严格标准应当随疾病的严重性和治疗的迫切性而改变。例如，患者可能仅需要低标准的行为能力去同意高获益、低风险的治疗方案，如使用抗生素治疗细菌性脑膜炎。如果患者拒绝这样的干预措施，必须要十分清楚地确认患者理解并接受拒绝治疗的风险。同样，对于高风险、低获益的治疗方案则需要高标准的决策能力。虽然这个严格的测试被认为不足以保护患者拒绝的权力，但是对于临床医生而言，在决定患者拒绝要求时，是仅仅简单地接受，或更进一步地观察，甚至通过合法的手段采取相应措施使患者打消念头时，这种测试是十分有帮助的。

Drane J. Competency to give an informed consent. A model for making clinical assessments. JAMA 1984; 252: 925-927.

案例1：42岁的Cope女士患有1型糖尿病，当她丈夫将她送到急诊室时，她已经因严重的酮症酸中毒和肺炎而处于昏迷状态。医生建议针对酮症酸中毒使用胰岛素和补液治疗，而对于肺炎则使用抗生素。尽管Cope女士总是处于嗜睡状态，当静脉通道建立后她恢复清醒并且大喊大叫："全都走开！我不需要打针，不需要待在医院，我很好！"她的丈夫请求医疗团队不要在意患者的意见，并且说道："她已经不是她自己了。"

评语：我们赞成Cope先生对这个环境的评估意见。Cope女士在慢性病（1型糖尿病）的基础上遭遇急性危险期（酮症酸中毒和肺炎），在2天内她处于持续的昏迷状态中。很明显，她这时候已失去了决策能力，尽管疾病恶化的2天之前她可以做出决策，并且当她从酮症酸中毒中恢复过来后——很可能就在未来24小时内，她能够再次拥有决策能力。这时候，如果听从于一个失去决策能力的昏迷患者的要求是缺乏职业道德的。造成她的精神障碍的原因众所周知并且是可逆的，医生和代理人对患者的决策障碍达成一致并根据患者的最大利益共同制订治疗方案。医生听从于患者的代理人——即Cope先生的意见，而不顾Cope女士的反对给予治疗的行为是正确的。关于代理决策的问题将会在2.4中讨论。

案例 2：在 1.0.8 和 2.1.1 中，Cure 先生出现了细菌性脑膜炎的症状，他被告知需立即住院并进行抗感染治疗，虽然他昏昏欲睡，但是他似乎理解了医生的解释，他拒绝治疗并说他想要回家。医生向他解释不进行治疗的严重危险和治疗的低风险性，但这个年轻人坚持拒绝治疗。

评论：医生可能会根据发热和代谢障碍推测他出现精神状态的改变，但在缺乏情感和行为线索的情况下，仅仅是推测不足以得出 Cure 先生无行为能力的结论。医生有时候会认为，任何对拯救生命治疗的拒绝行为都可构成无决策能力，并且当事人也被认定为无行为能力者。拒绝治疗，就其本身而言，不应当被看作丧失行为能力的表现，应当用临床证据或者可靠的医学证据来证明缺乏行为能力的判断。违背一个生命处于危险状态但仍具有完全行为能力的患者的意愿去治疗他，在伦理上是否是许可的？在 2.5.2 中关于这个案例的不合理的拒绝治疗将会展开进一步的讨论。

在这个案例中，年轻人最初同意自己被送到急诊室这一点是盲从的。之后，他同意诊断过程，包括脊髓穿刺检查。然而，出乎意料的是，患者的意愿和医疗的指征之间出现了不一致。有人可能会认为医生应该同意患者拒绝治疗并任其承担后果，因为患者并未表现出行为无能或严重的心理受损的客观迹象，并且因为有能力的患者有权做出自己的决定，即便有时候这是十分危险的。也有人可能会考虑到患者的临床状态——脑部感染伴随发热，证明患者可能无决策能力。当然，在这样一个令人困惑的案例中，医生有伦理学的义务来深入调查为何患者会无缘由地拒绝了治疗。尽管医生尽了最大的努力做出解释，患者是否真正理解并重视疾病的本质或者治疗与不治疗的风险和获益？如果患者看起来理解了医生的解释，却依然否定自己有病，是否是由于未说出口的恐惧、错误的信仰或者不合理的愿望而做出此番决定？通过与患者深入的交谈，其中某些问题可以被解答。

然而，假如对急性事件进行尽可能全面的调查之后，没有证据表明患者未理解治疗方案，并且没有表现出否定、恐惧、误解或不合理的信仰等情感时，患者的拒绝应该受到尊重吗？由于临床情况比较严重，是否就可以不顾患者的意愿实施治疗？这个案例展现了患者个人自主性和医生为患者利益着想而倾向于采取医疗干预的家长式观念之间的实际伦理冲突，此时应当迅速做出治疗或终止治疗的临床决定，可以为其他替代治疗提出合理的伦理学建议。

建议:尽管这个患者拒绝治疗,他仍然应该得到治疗。他的拒绝令人捉摸不透,因为他没有理由拒绝治疗。当然,医生会怀疑他可能由于高热和脑部的感染导致精神状态的改变,但患者有定向能力并能条理清楚地表达,且似乎理解他拒绝治疗所带来的后果。如果没有时间做一个周密的精神病学检查,考虑到患者莫名其妙的拒绝和紧急、迫切的治疗需求,这个患者应该进行抗感染治疗,即使是违背他的意愿。如果有时间的话,还应该寻找法律的支持。

这是一个真实的伦理困境,与有利原则和自主原则发生冲突。在医疗中,不仅仅要反思这些困境,还必须解决这些困境。很难相信这个青年人希望死去或者受到永久性的神经系统损伤。尽责的医生面临两个后果:重视可能并未代表患者意愿的拒绝,导致患者严重的残疾或死亡;不顾患者的反对,希望患者随后可以意识到治疗的好处或者随后可以意识到他的决策能力受损。

在这种存在道德压力的环境中,医生应该问自己五个问题来阐明什么过程在伦理学上更令人接受:①我是否以清楚的、可以理解的方式解释了患者所处的危急情况? ②有没有语言的障碍,或者受教育水平、听力的缺陷阻碍了患者的理解? ③可能害怕、疼痛或者缺乏信任削弱了患者的理解? ④是否有理由相信价值观和信仰的不同导致了患者不同意治疗? ⑤患者的决策能力是否被精神障碍(如抑郁或者精神错乱)或者医学问题(如脑部疾病)所削弱?

建议:在这个案例中,对一个看起来似乎有行为能力异常的患者采取未经许可的治疗是可以接受的,并且符合伦理学要求。我们这样做是根据之前所讲的可变的标准。临床医生高度怀疑患者的临床状态导致他短暂性的丧失决策能力,据此做出一个合理的符合他最佳利益的决定,而对挽救生命、保持健康的医学干预的迫切需求支持继续医学干预的决定。

随后的调查证实,Cure 先生的哥哥十年前死于青霉素过敏。但在急诊室时,Cure 先生并没有、也不可能回想起这件事,所以调查时并未发现这一点,只是在提及青霉素时引起了一种否定式的心理应答,这刚好证实了为什么 Cure 先生会无缘由地拒绝治疗。这种特殊的案例引起医生对快速治疗的注意,尽管他们尝试发现问题的根源,但最终失败,紧急的治疗需求还是需要优先考虑。

这个案例表明医生通常会面临在知晓所有相关信息之前就要根据

当时情况做出决定的压力。因此,在评价临床决策的正确或错误时必须考虑到做出决定时医生的状况,只有在情况许可时,医生才可以坚持在所有信息被告知或进行分析后做出决定。

案例3:81岁的D太太被邻居送到了急诊室,她的左腿有坏疽。近十二年来她都是独自一人居住,在邻居和她的私人医生眼里,她聪明而且独立。她的心智能力相对来说是完整的,但是她渐渐变得健忘并时常犯糊涂。在她最后两次去看她的私人医生的时候,她坚持用前任医生的名字来称呼他,实际上那位医生已经去世了。当被告知解决她的问题的最好医疗方案是截去她的坏腿时,她固执地拒绝了,尽管她强调她能意识到可能的后果并愿意接受。她冷静地告诉她的医生(那位一直被她叫错名字的私人医生)她想完整的下葬。医生考虑是否应该寻求法律机构的帮助来对她进行治疗。

评论:D太太轻微的痴呆表现使得她做出自主决定的能力受到质疑。然而,即使一个人精神表现略有异常也不应该因此被取消决策的资格。人们可能不能够很好地定位时间和地点,但仍然能够理解自己面临的问题。关于个人决策能力测试是为了明确对问题的本质以及对任何与此相关的选择的后果了解无误。我们可以将任何选择都置于个体的生活经历和价值观的环境中,并且询问在这些特别情况下的选择是否一致,称之为选择的真实性。尽管对于将这种选择作为判断心理能力的标准,伦理学家们一直有争议,但在评估自主选择时仍可作为一项有用的指标。

建议:D太太清楚的声明以及大量有关她的价值观念的证据表明,她有足够的做出自主选择的决策能力,她的私人医生不应该寻求法律上的无行为能力的判定。对D太太的治疗应该限制在合理的治疗范围内——在这个案例里,即减轻疼痛、改善症状及进一步的护理计划。

案例3(续):同前描述,D太太来到急诊室。然而,在这个版本中,她固执地否定自己有任何毛病。尽管她的左脚趾已经坏死,坏疽组织向踝部扩展。她仍坚持声称自己身体良好,并且强调每天都会出去散步——包括今天早上也不例外。她的邻居证实D太太已经足不出户至少有一个礼拜。

建议:在这个版本中,D太太确定是缺乏决策能力,她一直在否定自己的疾病和治疗需求,并且似乎有妄想症。对于治疗她之前并未给出任何的决定,因此为了保护D太太的利益,应该找到一位指定代理人并做出是否手术治疗的决定。如果D太太的情况要求立即手术干预,可以认为这是一个紧急情况(见 2.4.3)。

2.2.5　抗拒、谵妄、精神错乱、意识障碍和行为能力减弱

在临床案例中经常会出现心理上的拒绝:在上述情况下,患者可能会否认他们生病了或拒绝医疗服务。拒绝常常隐含着很多原因:它可能表现出面对威胁的自我防护,也可能是心理障碍的真正体现。例如,D太太通过两种方式拒绝治疗脚的坏疽:她声称自己即使在卧床期间也一直下床活动,并且她觉得自己的脚没有问题。在这种情况下,心理上的拒绝是明显的,有时也是非常微妙的。看来 D 太太完全没有意识到她错误和不合理的想法,她的认知力不足以了解情况,事实表明她无法做出自主的决定。医护人员有时把拒绝理解为"恶意的",而没有真正地意识到"拒绝"体现的精神因素。

谵妄是一种意识障碍的病理状态,即以对环境和周围人的定向障碍、注意力分散、思维混乱、思维迟钝为主要表现,也会表现为高度警觉、焦虑或嗜睡,有时会出现人格障碍如产生幻觉等。谵妄一般是突然发作且有各种各样的临床表现。通常伴随有创伤或突发疾病,老年患者常见,故这种现象也被称为"夕阳综合征",患者的精神状态时好时坏:早上可能表现清醒,但到晚上就出现思维混乱。

案例:Care 先生,因多发性硬化症(MS)接受住院治疗,上午他可以清楚地与医生、护士及家人进行交谈,但到了下午,他的谈话开始混乱并对时间、地点分辨不清。在这两种情况下,他表达了关于治疗的各种意愿,而这些选择有时候是相互矛盾的。例如,当上午问他是否愿意采取手术放置导管以预防吸入性肺炎时,他拒绝了;然而到了下午,他语言混乱并反复要求放置导管。

建议:不同于昏迷或痴呆,精神错乱可以表现多样,Care 先生精神状态的时好时坏正是精神错乱多样性表现的一种。一般来说,精神错乱的患者应当被看作有能力缺陷。然而,如果患者在清醒状态下一直表达自己的意愿,那么认真看待患者的选择是合理的。尽管如此,在此类患者的意愿被明确执行之前还需要搜集更多的证据支持。

2.2.6　问题 3——患者是否神智正常和具备法定行为能力,或是否有证据表明患者没有行为能力?

患者一般都会接受医生的建议。然而,有必要提醒医生的是,患者

将承担医疗干预的风险。即使一个医疗干预确保会有显著的获益,患者也有可能拒绝这个干预,主要是因为预期的获益可能与患者个人的价值观和利益不符,又或者相应治疗的风险较大。原则上,当一个有行为能力的患者拒绝医生推荐的治疗时,我们应该尊重他的选择。但是伦理学问题是十分复杂的,因此,当患者的个人利益和价值观与医生的建议冲突时,相应的临床问题就会出现。

2.2.7　有选择能力的患者对治疗的拒绝

即使能够进行良好沟通,有决策能力的患者有时候也会拒绝医生的治疗建议。如果所建议的治疗具有可选择性或者拒绝的后果比较轻微,那么不大可能会发生伦理问题。但是,如果治疗对挽救生命或预防严重后果是必需的,医生可能就要面临伦理问题。医生是否有责任帮助患者而罔顾患者的意志? 应当尊重一个有理解及决策能力的患者拒绝治疗的要求,即使拒绝的结果将会导致对个体的严重伤害,这在伦理原则上符合自主权,并且符合美国法律精神。但患者对理由充分的治疗的拒绝经常会使有责任心的医生很难接受,尤其是碰到一个有能力的患者故意提出实际上完全与其自身利益相反的拒绝要求时,更加令人难以接受。为了尊重患者的自主权,医生和家庭成员都承诺会容忍任何结果,尽管有时候这样的选择是不明智的。

Lo B. Refusal of treatment by persons competent, informed patients. *Resolving Ethical Dilemmas: A Guide for Clinicians*. 5th ed. Philadelphia, PA: Lippincott Williams & Wilkins, 2013: chap 11.

案例 1:Elizabeth Bouvia,28 岁女性,因脑瘫导致四肢瘫痪,她还患有严重的关节炎。她很聪明并且口齿清晰,尽管身有残疾,她仍然获得了大学文凭。当住院治疗关节痛时,医生认为她仅仅通过食用食物补充营养是不够的,于是用了鼻胃管,这违背了她的意愿。她寻求法律帮助来撤除鼻胃管,尽管法庭支持医生和医院的做法,加州法院仍保留了她拒绝鼻饲的权利。法庭认为,"拒绝医学治疗的权力是最基本的,被认为是隐私权的一部分,而个人隐私权是由州和联邦政府保护,不需要任何人的同意就生效的,不仅仅表现在拒绝医疗建议方面。"(*Bouvia v. Superior Court*,California Court of Appeals,1986.)

评论:我们引用这个案例是因为它是有决策能力的患者拒绝治疗的一个范例。尽管是一个法律的声明,但它遵守了伦理学尊重患者自主性的原则。

案例 2：T. O. 太太是一名 64 岁的外科护士，5 年前她做了右侧乳腺癌切除手术。当她发现左侧乳房有 2cm 大小肿块时，她再次去找医生，并接受了包括乳房肿瘤切除术、放疗及 6 个月的化疗的治疗方案。化疗的第一个疗程期间，她忍受了巨大的化疗副作用，在这之后她告知医生自己不愿意再接受任何治疗。在和她的医生以及两个女儿进行了大量的讨论之后，她再次重申了拒绝辅助治疗的要求。

案例 3：S. P. 先生是 2.1.7 案例 2 中提到的主动脉狭窄的患者，他有心脏病的症状，提示要冠脉造影及可能需要外科手术治疗。当他听完医生解释这些检查和治疗的迫切性及可能带来的获益与风险时，他决定不做这些手术。

评论及建议：在案例 2 中，T. O. 太太完全有能力拒绝治疗，她具有良好的知情能力，且无证据显示有精神障碍。尽管医生可能考虑到为了延长生命，能够进行化疗更好，但 T. O. 太太则对治疗风险和生存机会看法不同，她的拒绝要求应当受到尊重。医生应该继续观察 T. O. 太太的病情变化，尤其是接下来关键的几个月内她可能会改变想法接受辅助治疗，而这时的治疗仍然可以获益。在案例 3 中，S. P. 先生也具有行为能力，尽管看起来他拒绝治疗似乎和他的获益相反，但这是其自主权利的表达，必须受到尊重。然而，这种尊重并不应该是盲目的，医生应该全面地了解患者拒绝积极治疗的理由，并尝试去指导患者，同时还应当对这两个患者制订早期的随访计划，并使他们确信，他们的医生仍会对他们所做决定的后果给予支持和帮助。

案例 4：Cope 女士（见 2.2.4）因糖尿病酮症酸中毒被送到医院，并接受胰岛素、补液、维持电解质平衡、抗生素等治疗。治疗开始时并未顾及 Cope 女士的反对，而是由她的代理人——Cope 先生授权同意，Cope 先生告诉医生她反对是由于代谢性脑病所致。24 小时后，她清醒了，并和他的家人进行了适当的交谈，她认识医生，并和医生打招呼，但她不记得自己被送到急诊室，之后她告诉护士和医生他的右脚疼痛。检查时发现右脚冰凉，皮肤有斑点状改变，右腿末梢至股动脉的脉搏消失，多普勒检查发现动脉供血不足。血管外科会诊建议行急诊动脉造影，以检查下肢动脉病变情况，检查的获益和风险，包括可能引起肾功能的损害，都向患者进行了解释，Cope 女士拒绝了血管造影检查。外科医生向她解释只有通过造影检查了解病变及哪根血管，否则无法进行血管成形术和支架植

入术。医生警告 Cope 女士,相较于肾功能损伤等风险,丢失右腿的风险
更大。Cope 女士自始至终参与了所有的讨论会,提出了一些问题,她十
分认同医生们的建议,然而还是拒绝了血管造影术。

评论:尽管在 24 小时之前,Cope 女士是无决策能力的并且积极治疗
了肺炎和酮症酸中毒,但是现在的情况完全不一样了。她现在重获决策
能力,可以理解现在的处境,考虑了风险和获益,并且做出决定。她的医
生、护士和会诊的血管外科手术医生一致认为她的决定是不明智的——
损害肾功能的可能性很低,且可以挽救她的腿,有实质性的获益。但是
Cope 女士不同意,她的家属则分成两派,一些同意医生的看法,其余的同
意 Cope 女士的看法。

建议:Cope 女士的决定应当受到尊重,另外可以尽力建议她接受手
术,也可以给她时间重新考虑。Cope 女士并未显示出丧失决策能力的迹
象,在法律和道德上有做出更适合自己的决定的权利,也许从医学角度
而言这个决定并不是最好的,但在这种情况下法律和伦理仍应该尊重患
者的选择。

2.2.8　基于宗教信仰和文化多样性的拒绝治疗

有些宗教组织保留了有关健康、疾病和医疗的信仰。有时这些信仰
会影响患者关于治疗的意愿——而医生会认为他们的选择可能过于轻
率或危险。同样,来自不同文化背景的人们可能认为目前流行文化中的
医疗方式奇怪且令人生厌。在这两种情况下,医生将不得不面临使医学
诊断看起来更加合理,从而使患者从伦理学角度优先选择一个更加合理
的治疗方案这个难题。关于这个问题,我们提出了如下一些总体评价:

(1)一些对信仰不甚熟悉的医生可能会认为这些信仰过于疯狂,并
认为有此种信仰的患者一定有决策能力缺陷。这种反应是不公平的,是
带有偏见和无知的表现。坚持于不寻常信仰的事实,无论从哪方面来
讲,都不能作为判断决策能力好坏的证据。在缺乏决策能力的临床证据
时,应当认为这些人具备正常的选择能力。

(2)在拥有大量来自不同宗教信仰或文化背景的患者的状态下,我
们应该培养自身的"文化能力",应该提供机会让医生来了解他们的文化
信仰。文化传播者,如牧师或者受过教育的人(可以解释并且与之交流)
责无旁贷,翻译家可以协助解决语言问题。然而,应该注意的是,事实
上讲同样语言或来自同样国家或拥有相同信仰的人也不见得能够担当

合格的翻译。此外,医生们应当小心避免文化成见,因为有些来自不同文化背景的患者,他们的价值观、意愿和生活方式上会脱离主流文化模式。

（3）如有可能,医生和患者应当共同商议一种能够被大家所接受的治疗方案,最重要的是找出患者和医生所期望的共同目标,并以二者均可接受的策略来达到这些目标。对真实事例中有冲突的伦理反应依赖于事件的背景情况。

案例 1:一位 58 岁的传统纳瓦霍男性患者,被他的女儿送入一家社区医院。他患有严重的心绞痛,检查结果显示他适合做心脏搭桥手术。外科医生在谈到手术时提及手术存在的风险——患者有可能无法从手术中苏醒过来。这个患者默默听完以后,回到家,拒绝再回到医院。他的女儿是一名接受过正规训练的护士,她解释说:"对外科医生而言,他的话只是例行常规,而对于我父亲而言就像是死亡判决。"

Carrese JA, Rhodes LA. Western bioethics on the Navajo reservation. Benefit or harm? *JAMA*. 1995;274:826-829.

Singer PA, Viens AM. Religious and cultural perspectives in bioethics. *The Cambridge Textbook of Bioethics*. Cambridge: Cambridge University Press; 2008: sec IX: 379-444.

评论:这个案例展现了公开真相的义务与尊重不同人群的文化信仰之间的矛盾。在纳瓦霍文化中,语言用来反映对现实的期待,人们习惯于用积极的说话方式,避免说一些不幸或伤害性的话语。知情同意书要求公开风险和不良反应,尽管对可能有的风险的解释是一种预测,并不一定会发生,仍然会给患者制造压力甚至导致他们拒绝必需的治疗。同样关于知情同意书的表达问题也出现于其他文化中,这个问题我们将在第四章中再次讨论,同时我们将讨论有关家庭角色的问题。

建议:了解纳瓦霍族文化特点的医生应当根据患者的期望有意识地引导他们之间的交谈,让谈话的内容与他们的期望值保持一致,而对他们省略负面信息是合理的——尽管对于非纳瓦霍族人而言可能是有违伦理道德。这种伦理学建议是基于强调知情同意的基本价值观,即对个人的尊重——这要求人人应当受到尊重,不仅仅作为抽象的个体而是作为拥有自己文化观念的有血有肉的生命。

案例 2:G. 先生因消化性溃疡来看医生,他宣称自己是耶和华的见证人,他是一名忠实的信徒,并且知道他的病最终可能需要输血。他向医生展示一张署名卡片并拒绝输血。他引用了圣经中的原文以证明自己的信仰：

> "我(耶和华)向以色列的孩子们说过：'你们中任何一个
> 人都不可以喝血，包括居住在你们附近的人也不可以。'"
> (《利未记》17：12)

这位医生向圣公会牧师询问这段原文的含义，牧师指出除了耶和华的见证者，没有哪个基督教派会因此而拒绝输血。这个医生认为患者的意愿会迫使医疗标准降低，他在想是否应该接受这个患者并为他提供治疗。

评论：一般来说，如果患者的信仰和选择没有对其他人造成威胁，医生应当尊重并接受患者的意愿，即使对其他人而言他们的选择可能是错误的。下面是适用于这个案例的考虑：

（1）耶和华的见证者不能够被认为丧失决策能力，除非有临床证据证明。相反，这些人通常对他们的信仰及后果十分清楚，这是他们信仰中一直被教导和讨论的突出的部分。尽管别人可能认为这是不合理的，但对他们而言坚持这种信仰，并不是无行为能力的表现。

（2）对成年耶和华见证者拒绝可以拯救生命的输血治疗的法律权力，法院几乎全体一致表示支持。然而，如果这种不寻常的信仰对他人造成威胁，那么根据威胁的迫切性和伤害的严重性给予相应的阻止手段就是符合伦理学规定的，并且应该强制执行。法院一直介入幼年耶和华见证者的输血要求，他们曾经要求成年人给他们未成年的孩子输血以挽救他们的生命，但现在很少这样做，因为对于儿童而言，替代治疗通常是有效的。

（3）拒绝输血包括全血、悬浮红细胞、白细胞、血浆和血小板。这种信仰也禁止自体输血。对血液成分的使用是允许的，例如免疫球蛋白、凝血因子、白蛋白和促红细胞生成素。只要他们不输注别人的血液制品，透析和旁路循环技术也是允许的。因此建议医生提前确定特殊患者的个人信仰，尤其是在建议输血治疗之前，可以从教会长辈处获得准确的信息。

Muramoto D. Jehovah's Witness bioethics. In: Singer PA, Viens AM, eds. *The Cambridge Textbook of Bioethics*. 1st ed. New York, NY: Cambridge University Press; 2008: chap 51.

（4）耶和华见证者拒绝输血与拒绝所有医学治疗是显著不同的。耶和华见证者承认他们生病的现状，期望被治疗从而治愈，他们仅仅拒绝输血这样一种形式的治疗。

（5）拒绝输血可能会致使医生考虑在这种临床情况下是否有必要输血，对输血指征更为细致的思考会使得医生在没有严重危害的情况下，保守的使用输血治疗。一些有能力的外科医生已开始着手开展为耶和华见证者提供无须输血的手术治疗，包括冠状动脉搭桥术，无输血手术中心已经在一些地方创立。

（6）医生询问有关圣经原文的解释是有趣的，可以推测的是，他会对自己的宗教传统所认可的信仰感到更加舒畅。宗教信仰的有效性或真理与临床决策无关。相反，在这个案例中，问题是持有此种信仰的信徒们的真诚之心，以及对拒绝治疗可能会对他们生命造成的后果的理解能力。

建议：我们应该尊重 G 先生的拒绝治疗的选择，原因如下：

（1）如果一个耶和华见证人作为一个患者来看医生，如 G. 先生那样，那么应该讨论最终输血的可能性，并就一种医患双方均可接受的治疗方式签署明确的知情同意。在任何情况下，医生都不能选择欺骗，否则就不应该介入这类医患关系中，或者，如果这种关系已经存在，则应该用合适的方式终止（见 2.5.6）。

（2）如果一名众所周知的坚定不移的耶和华见证人，需要紧急治疗却拒绝接受输血，通常应当认为这种拒绝具有决定性。如果一名耶和华见证人之前已经决定拒绝输血，现在他的决策能力下降了，医生可能也会基于患者隐含的拒绝的意思而忽略输血。如果对这样的患者知之甚少，或是不能证实患者的信徒身份，应该提供治疗。当面对患者不确定的意愿时，我们有责任以伦理优先来回应患者的治疗需求。

2.3 为精神障碍患者做决策

需要医学治疗的患者偶尔不能够根据自己的意愿做出决定。他们不能同意或拒绝治疗。出现这些情况的原因很多。可能是出现神志不清、无法交流或者同时出现这两种情况。他们可能患有精神障碍或一过性的精神错乱、思维迟钝或慢性的疾病如痴呆、精神疾病。例如，患有抑郁症使他们很沉默。在这样的情况下，我们应该寻找一种合适的不需要患者直接参与的决策制订方式。第一步,我们应该询问在患者出现精神障碍前是否表达过关于治疗的特殊意愿。这个问题指向了"提前计划和提前指示"。第二步就是询问谁是合适的决策制订者。

Buchanan AE, Brock DW. *Deciding for Others: The Ethics of Surrogate Decision Making*. Cambridge: Cambridge University Press; 1989.

Lo B. Surrogate decision-making. *Resolving Ethical Dilemmas: A Guide for Physicians*. 5th ed. Philadelphia, PA: Lippincott Williams & Wilkins; 2013: chap 13.

Pearlman R. Substitute decision-making. In: Singer PA, Viens AM, eds. *The Cambridge Textbook of Bioethics*. 1st ed. New York, NY: Cambridge University Press; 2008: chap 9.

2.3.1　问题4——如果没有行为能力,患者是否在之前表达过意愿?

自主性原则要求人们有责任、有权利在患有严重疾病时做出如何被治疗的决定。健康的人很少抱怨严重的疾病或者瘫痪对他们的影响。然而,严重的疾病通常会影响患者按照自己的意愿做出决定的能力。近年来,"预先计划"的概念作为其中一种解决途径被普遍提及。

2.3.2　预先计划

预先计划鼓励人们告知医生,当他们将来可能无法参与到治疗决策时,他们希望被怎样治疗,并告知医生他所信赖的、最能代表他意愿的人。预先计划的最重要特征是与患者家属讨论、与患者的医生讨论,医生将会以文件的形式将谈话记录以便及时用于患者遇到危急情况的时候。

除了交谈之外,患者的意愿应该在法律认可的文件中得以陈述——一般称为"预先指令"。预先指令有几种形式:①健康及医学治疗的代理人的持久权力;②由不同国家颁布的关于自然死亡中"医生指令"的合法手段;③非正式的"生存意愿"。这些形式都将在下面的内容中进行解释。另一种形式称为POLST(Physician Orders for Life-Sustaining Treatment),即维持生命治疗的医嘱的文件,补充了各种形式的预先指令,它需要医生签署的同意书,并且是一种共享决策的形式。由于这取决于医生的治疗意见,我们已经在1.3.6中详细描述了POLST的医学适应证。

预先指令的概念已经被家属以及伦理和法律所熟知并认可。医疗保险组织要求医院提供州法律所认可的患者拒绝或接受治疗建议的权利及表达预先指令的信息。在 1990 年,国会通过了患者自我表决权,即要求所有医院和医疗护理组织在接受联邦基金,如医疗保险和医疗补助赔偿时,必须征求患者是否有预先指令。如果有,患者则需提交他们记录的复印版;如果没有,则会告知患者有权利去准备一份文件。如果患者希望准备这样一份文件,大部分医院将会提供一个标准文件的复印版和相关的信息,医生应该鼓励他们的患者准备预先指令;他们应该熟悉在他们的工作范围内具有法律效力的预先指令条文。

尽管预先计划的合法性已经被法律规范化并得到法院的支持,在处理患者时,医生可能仍然忽视了根据这些预先的计划进行治疗。对终末期患者要求减少激进的临终关怀的意愿的医疗实践反应仍然滞后。几项经验性研究表明,医生拒绝和患者讨论生命终止的问题。在一个大型的研究中(SUPPORT),系统性地尝试提高医生与患者之间的交流、沟通和交谈总以失败告终,既不是数据结果的使用也非患者的意愿影响医生的实践。临终关怀,至少在集中的医疗环境中,目前主要是由传统的延长患者生命的医院及医生的行为所主导,而不是听从于患者的意愿——当患者病得很严重时,他们的意愿通常很难被理解。

A controlled trial to improve care for seriously ill hospitalized patients. The study to understand prognoses and preferences for outcomes and risks of treatments (SUPPORT). The SUPPORT Principal Investigators. *JAMA*. 1995;274:1591-1598.

Berwick DM. The SUPPORT project. Lessons for action. *Hastings Cent Rep*. 1995;25(6):S21-S22.

Davis J. Precedent autonomy: advanced directives and end of life care. In: Steinbock B, ed. *The Oxford Handbook of Bioethics*. New York, NY: Oxford University Press; 2007: chap 15.

Lo B. Standards for decisions when patients lack decision-making capacity. *Resolving Ethical Dilemmas: A Guide for Clinicians*. 5th ed. Philadelphia, PA: Lippincott Williams & Wilkins; 2013: chap 12.

Tulsky JA, Emanuel LL, Martin DK, Singer PA. Advance care planning. In: Singer PA, Viens AM, eds. *The Cambridge Textbook of Bioethics*. New York, NY: Cambridge University Press; 2008: chap 10.

2.3.3　健康及医学治疗的代理人的持久权力

预先计划中最重要的部分是,患者确定一个代理人,万一出现精神障碍,可以代表他做出决定。这样的人被称为"决策制订者",决策制订者可以通过几种途径获得法律授权。

　　国家立法组织可能会通过一项授权法律条文——"医疗代理人的权力"。这些条例认可公民指定一位代理人,在他们失去行为能力时可代其做出所有的医疗决策,这个人可以是一位亲戚或者一位朋友。尽管有一些州承认在短期内口头指定代理人有效,但大部分要求指定代理人时要有文字记录,指定代理人有优于其他人,甚至是亲戚的合法优先权,这也解决了在家庭中谁是失去行为能力的亲人的合适代理人的困惑,且避免了政府以合法程序申请律师或监护人的花费,减轻了政府的负担。有关这些指定代理人的职责问题将会在 2.4 中展开更加全面的讨论。

2.3.4　预先计划的证明文件:预先指令

　　决策制订者的任命需要有文件进行记录,文件主要陈述患有严重疾病的患者希望进行的治疗形式,通常称为"预先指令"或者"医生的指令"。目前有几种预先指令正在实施,尽管有不同的形式和法律含义,所有的预先指令都应当以患者的意愿为依据。这些不同类型预先指令有:

　　(1)州立法中对医生的指令。这些指令是由州立法组织通过的法规。这些法规确保了患者制订晚期治疗决策的权利,并在患者失去决策能力的时候提供指导。它们包含一份模板文件(有时候是强制的)——即所谓的医生指令。这些患者可以签署并交给医生,一般以以下方式进行表达:"如果任何时候我出现了不可治愈的损伤、疾病,或者有 2 名医生证实我已经进入某种恶性疾病的晚期,维持生命的治疗手段仅仅是人为地延长死亡时间,而无论是否使用维持生命的治疗,我的医生知道我的死亡会即将到来,我可以自行决定保留或取消治疗,选择自然死亡。"这些文件大部分也会包含对决策制订代理人的任命,而临床医生了解本州自然死亡条例的具体特征。

　　(2)生存意愿。预先指令可以在患者与医生、家人、朋友之间以非正式的、未严格遵循法律要求的形式进行。这些非正式的文件一般称为"生存意愿",一份广泛应用的文件包含以下文字:"如果我由于身体或心理障碍,失去制订自我医疗决策的能力,让这份文件为所有决策的制订提供指导。如果我因严重的行为障碍或患有致命疾病而长期神志不清,或者治愈无望,我不希望通过人工的方式维持生命。"

　　一些宗教组织认为信徒们要以特殊的形式表达他们的生存意愿。例如,罗马天主教徒和保守犹太教徒,在放弃生命支持方面有代表他们宗教原则的形式。基督教教会为他的成员提供一份专门的文件来支持他们不接受医学干预。其他预先指令的形式包含了许多有关患者可能希望或拒绝得到的特殊治疗手段或治疗环境的具体要求。一种称为"5种愿望"的形式允许患者陈述自己的意愿：包括希望谁来当他们的代理人、想要何种治疗方法、如何才能感觉舒适、希望别人如何对待他们，以及希望自己所爱的人知道些什么。

Aging with Dignity. *Five Wishes*. http://www.agingwithdignity.org/five-wishes. php. Accessed February 8, 2015.

Christian Science Advance Directive Addendum A. http://www.canterburycrest. org/downloads/Advance-Directive.pdf. Accessed February 8, 2015.

Emanuel LL, Emanuel EJ. The medical directive: a new comprehensive advance care document. *JAMA*. 1989;261:3288-3292.

Florida Conference of Catholic Bishops. *Catholic Declaration on Life and Death*. http://www.flaccb.org/CDLD/. Accessed February 8, 2015.

Hill TP, Shirley D. A Good Death: Taking More Control of the End of Your Life. Choice in Dying. The National Council for the Right to Die. New York, NY: Perseus Books, 1992

Jewish Medical Directives for Health Care, The Committee on Jewish Law and Standards, The Rabinical Assembly. https://www.rabbinicalassembly.org/ sites/default/files/public/publications/medical%20directives.pdf. Accessed February 8, 2015.

Singer PA. Disease-specific advance directives. *Lancet*. 1994;344:594-596.

（3）最后，预先指令可能在患者的笔记或信件中表达出来而并没有遵循上述形式。这类文件允许患者通过更加私人的，有时候是更加明确的方式表达自己的意愿。然而，由于他们的个性不同，有的人可能会写得很模糊，这会给做解释工作的人带来干扰。这类文件，在一定的管辖范围内具有法律代表性，因而可以作为表达患者意愿的证据。即使对于个人文件没有明确的法律认可，医生也应该将其视作患者意愿的一种表达方式。

（4）医院现在要求患者入院时医务人员要询问患者是否有预先指令的文件，如果没有，医生应该协助患者制订一份。入院后，预先指令的文件应存放在患者的病历资料中，管床医生应该与患者或者患者的代理人讨论一下这份文件。

案例1：Care 先生患有多发性硬化症，现因呼吸道感染而住院。他反应迟钝并具有严重的思维混乱。4年前他曾经给了医生一份治疗指导的复印件，现在回顾这份指令时，医生注意到这些语句（在这些文件中普遍使用）:"患者的死亡可能即将来临,即无论是否提供了治疗,患者都将死亡。"医生是否应当考虑到,如果患者具备气管插管的指征时,根据患者之前的意愿,是否应该保留此种治疗方案?

案例2:70岁的A.T.夫人性格开朗,身体健康,在结束一场高尔夫球赛后出现了脑卒中。在被送往医院时已经出现神志不清和呼吸障碍。检查显示脑干和小脑梗死合并显著的脑干水肿,现在她需要靠人工呼吸机支持治疗。她的姐姐向医院提供了一份最近签署的生存意愿文件,文件中包含这些语句:"相较于死亡,我更害怕没有尊严地依赖器械活着并逐渐恶化。"目前这个患者还不能够进行交流,她有气管插管并有心律失常。神经科医生认为这个患者有很大的治愈机会但可能伴随步态失调等功能异常;他告知A.T.夫人的姐姐,可能A.T.夫人以后会出现行走障碍。而她姐姐则回答道:"我知道她不愿意那样活着。"医生是否应该遵从这份生存意愿,而拔去气管插管?是否应该写下不进行抢救的指令?

案例3:W.W.先生,一位杰出的大学教师,他指定他的妻子作为其医疗决策的代理人,并告诉她如果出现严重的精神错乱时,拒绝人工营养和水化治疗。现在W.W.先生已经精神错乱但是仍保持愉悦的情绪,尽管W.W.先生不能够交谈,不再能认出他的家人,也不能够自己进食。护理部建议行经皮内镜下胃造瘘术以给予补充营养、水化治疗,他的妻子拒绝了。护理部管理者认为W.W.先生不再是执行预先指令的人,而是一位"愉快的精神错乱者",他可能很享受他的生活。

建议:在案例1中,在患者的预先指令的基础上,医生可能会坚持气管插管。有关"是否提供治疗"的陈述只是建立在即将死亡的基础之上,在这个案例中,这些意见不应该阻碍Care先生意愿的履行——其意愿似乎已十分明确。在案例2中,A.T.夫人是否会出现没有尊严地依赖器械,并会恶化的情况仍不清楚,不应该过早地撤除患者的通气支持。如果患者的情况恶化,重新考虑这个问题是合适的。如果她恢复了沟通能力,并且具备了行为能力,那她可以表达自己的生存意愿。在案例3中,我们认为W.W.先生的预先指令和他妻子坚持遵从他之前的意愿这一点都应当受到尊重——即使他现在处于如此状态中,因为当他有能力时,他明显考虑过这种情况。我们认为这种基于坚定的价值观基础之上的选择应当受到尊重。

评论:在表达患者意愿时,记录下预先指令是一项重要的创新。这使得人们可以在将来失去表达意愿的能力时预先表达自己的治疗意愿,但在一些特殊情况下不能代替与患者及代理人的适时讨论,伦理咨询是十分有必要的。因此,尽管这些文件有利于作为患者意愿的证据并应当受到重视,它们不能代替及时地与患者或其代理人进行沟通,或者代替在具体病例中有见地和负责任的解释。伦理学咨询可能对解释预先指令也有帮助。

然而,预先指令可能会给那些必须解释的人带来麻烦。他们必须使用通俗易懂的表达方式,例如"如果没有恢复的可能"或放弃"人工替代治疗和姑息治疗"的选择,在具体案例中需要进一步解释。此外,当他们和律师一起进行财产规划时,人们可能已经准备好了这些文件,且没有太多的讨论和思考。此外,他们通常没有明确指出,在众多维持生命的治疗手段中,患者想要放弃的是哪一种(POLST文件详述了疾病的条件)。最后一些评论家提出了这样的质疑,即当患者享有决策能力时应该得到尊重,但永久性失去这种能力时,他们的意愿是否应该得当表达?评论家们质疑做出抉择的人是否真的是"同一个人"。尽管这种哲学难题可能难以解决,但它可能会在临床工作中妨碍医生的工作。例如,假设痴呆症患者,在还清醒的状态下提出,如果他或她变成严重痴呆时,将拒绝补充液体和营养的要求。那么,医生和代理人应该接受这个选择吗?在我们看来,在头脑清醒时事先准备的指令应该作为患者意愿的真实证据,并根据患者的具体病情进行解释。

Menzel P, Chandler-Cramer MC. Advance directives, dementia and withholding food and water by mouth. *Hastings Center Rep*. May-June 2014;44(3):23-37.

2.4　代理决策者

当患者病重,无法与医生交流自己对治疗的要求,必须要让其他人来决定治疗方案,这样的人称为代理人(surrogates)。传统意义上而言,亲戚一般被视作是自然代理人,医生会征求家属的同意对患者进行治疗,这种做法在美国盎格鲁人(Anglo-American)中已心照不宣,但很少出现在法令中。

2.4.1　问题5——对于没有行为能力的患者,谁是合适的代理决策者?

近年来,我们致力于让代理人来制订医疗决策。法律条文批准患者选择自己的代理人(见2.3.3)。这些代理人取代了其他任何组织或者个人,包括直系家属。此外,很多州法律颁布法规,赋予家庭成员以特殊的权力,并按一定次序排位,例如第一位是配偶,其次是父母,再次是子女,然后是其他兄弟姐妹等。这些法规避免了寻求法庭援助的需求,除非出现有冲突或质疑合法性的决策制订者。法规的制定有助于避免与医院发生医疗纠纷,但是也有可能会指定一些不能真正代表患者利益的成员成为代理人,除非允许医生自行决定治疗方案。因此,所有州法律都规定了由法官为失去表达能力的患者任命合适的监护人。

2.4.2 代理人做医疗决策的准则

代理人必须依照一定的准则为患者做决策,目前有两种准则。一是"替代判断",当患者的意愿为大家所熟知时,代理人必须根据这些意愿来制订医疗决策;第二是"利益最大化",当患者的意愿尚不清楚时,代理人的意见必须最大程度地保证患者的利益。

(1) 替代判断:当一位代理人知晓患者意愿时,可采用"替代判断"的标准。这适用于两种情况:①患者之前明确地表达过自己的意愿。②代理人能够从患者过去的言语或行为中合理地推断出他/她的意愿。

第一种情况最直接,通常发生在患者之前表达过关于出现在这种情况时所希望得到的优先治疗选择。无论患者是以文字方式记录下来还是仅仅口头告知另外一个人,代理人都应该尽可能遵循患者的意愿。实际上,代理人并不是制订决策而是保证患者自己制订的决策得以实施。法庭通常在知晓患者意愿时应用此类标准。

当患者没有明确地表明他/她的治疗意愿时,代理人应根据患者的价值观和信仰来为患者制订决策。很显然只有与患者很亲近的人才合适做一名代理人。代理人必须小心,避免陷入伦理陷阱中——即将他们自己的价值观和信仰带入决策制订的过程中。只有了解患者的价值观和信仰才能制订适合患者的决策。

两个重要的法律案例证明代理人和替代判断的重要性。在 Nancy Cruzan 的案例中(1990),美国最高法庭面临一位昏迷的年轻女士的父母(她的共同监护人)要求撤离其人工营养和输液管的请求,这个患者因为车祸成了植物人。这个患者之前曾告诉她的室友,如果她不能够正常地活着,她不希望延续自己的生命。法庭虽然认可替代判断标准,但拒绝撤离导管,因为有关这个患者意愿的证据不符合密苏里州的证据标准。

法庭裁定,在这些案例中,每个州可以采取自己的证据标准。当这份案件被送回预审法庭时,法官裁定,关于 Nancy 的意愿,她室友的证词中包含有明确的、令人信服的证据。在她监护人的请求下,人工营养和输液管被撤除,2 个星期后她离开了人世。

Cruzan v. Director, Missouri Department of Health. Supreme Court of the United States 497 US 261 (1990).

Sulmasy DP, Snyder L. Substituted interests and best interest judgments; an integrated model of surrogate decision-making. *JAMA*. 2010;304(17):1946-1949.

在被广泛报道的 Terri Schiavo 案例中(2005),Schiavo 女士已经通过胃管进食并处于持续性植物状态 15 年之久,她的丈夫已经被合法指定为她的监护人,拥有做出代理决策的权力。Schiavo 先生声称他的妻子曾表达过"不愿靠机器维持生命"的意愿,她的妹夫和嫂子证实了这份在所有裁决此案件的法庭上均被视作明确的、令人信服的证据的证词。尽管 Schiavo 女士的父母和许多政界人物反对,但是最终还是终止了她的生命支持。这两个案件会在 3.3.7 中详细描述。

许多研究表明,代理人通常会错误地认为他们知道自己家人的想法。有研究证明代理人预知患者意愿的准确性只有 68%。即使这样,代理人也比医生要更加了解患者。替代选择的标准,不能总是从表面上来解读,代理人的个人信息也应该进行调查和讨论,并与其他来源的信息进行核对。最好代理人获得的信息可以帮助他们明确地表达患者的价值观和信念。在医生们认为代理人忠实地代表了患者利益的时候,合法的代理人可以协助医生进行治疗决策的选择。

(2)利益最大化。如果不知道或者不确定患者的意愿,代理人必须考虑患者的利益最大化,即代理人的决定必须确保患者的福利,定义为缓解疾病、保存或恢复功能,以及一个正常的人在同样情况下可能会选择的生命长度和生存质量而做出的选择。关于利益最大化的概念将会在 3.0.7 进行讨论。

指定代理人有可能发生不恰当的行为,他或者她本人可能会表现出上述一些不作为的迹象(见 2.2.3),甚至可能做出与患者之前所表述的意愿或最大利益完全相反的选择。如果是这样,这个代理人必须被取消代理资格,同时寻找可以代表患者利益的其他人做患者的代理人。

当代理人的决定直接与患者的先前意愿或预先指令相违背时,医疗团队应该对此提出异议,同时可以向伦理委员会、伦理咨询服务处或法庭寻求帮助。明确表示患者意愿应该具有优先权。当患者没有预先指令或者也没有表示与治疗相关的倾向性时，代理人的选择可能会与患者的最大利益相违背（见 3.0.7），医疗团队也应该对代理人的决定提出异议。然而，由于最大利益的确立是非常困难的，所以咨询应该至少包括与代理人的广泛磋商，以便辨别决策背后真正的原因。代理人对患者合理的最大利益的判断可能被认为是决定性的因素。

Beauchamp TL, Childress JF. A framework of standards for surrogate decision-making. *Principles of Biomedical Ethics*. 7th ed. New York, NY: Oxford University Press; 2012.

Fritsch J, Petronio S, Helft PR, Torke AM. Making decisions for hospitalized older adults: ethical factors considered by family surrogates. *J Clin Ethics*. 2013;24(2):125-134.

Shalowitz DI, Garrett-Hayes E, Wendler D. The accuracy of surrogate decision makers. *Arch Intern Med*. 2006;166:493-497.

Sulmasy DP, Terry PB, Weisman CC, et al. The accuracy of substituted judgments in patients with terminal diagnosis. *Ann Intern Med*. 1998;128:621-629.

Torke AM, Alexander C, Lantos J, et al. The physician-surrogate relationship. *Arch Intern Med*. 2007;167:1117-1121.

2.4.3 默许同意

在危及生命的紧急情况中，患者可能因为神志不清或出现休克而不能够表达他们的选择倾向或给出同意意见，同时可能没有代理人。在这种情况下，通常医生会习惯性地认为如果这么做，患者会同意的，否则患者可能会出现死亡或严重的残疾，这被称为"默许同意"。当然，患者并没有真正的同意，而是医生假设患者如果可以做决定就会同意。从伦理学角度来看，有利原则规定人们有义务帮助急需帮助的人，这是对无行为能力的人实行紧急治疗的伦理准则。如果一个人假设能够在危急情况下接受帮助，那么这个推论就是合理的。"默许同意"也为医生在之后可能面对的指控提供了一个法律辩护。但如果急救治疗成功率远低于可接受的治疗标准，那它可能就无法为重大过失的指控进行法律辩护了。

2.4.4 缺乏代理人的患者的决定

失去决策能力的患者可能没有可以指定为代理人的人选。有时称为"无友人的患者"。无代理人的患者是缺乏决策能力的，这类人没有预先指令,同时也没有人作为他们的代理决策者。没有代理人的患者是非常危险的,因为他们既丧失行动能力,身边又没有代理人,而且他们往往可能是无家可归者、精神病患者或滥用药物的边缘人群。

案例:一位老年女性患者在公交车站晕倒,她没有携带身份证。当她被送至急诊室,发现患有严重营养不良并且伴有晚期的肝脏疾病,还患有肺炎。基于默许同意的原则,急诊室给她做了气管插管,她一直处于昏迷状态。在 ICU 待了三天之后,疾病演变为肝肾综合征和肾衰竭。基于默许同意,急诊室对她进行了透析治疗。然而,一个星期之后问题出现了,即关于是否停止呼吸支持和透析治疗。由于她的根本问题是肝衰竭,考虑到年龄和并发症的问题,她并不适合做肝移植。

评论:根据法律程序,我们应该鼓励患者指定一个代理决策者。医院社会工作部门擅长这部分的工作。然而,这需要时间来考虑,就如同在本案例中,对代理人的急切需求往往很难满足。对于这一类问题,没有统一的方法可以解决。

伦理委员会或医院指定的律师已经被请来审查这个案例,并且在有利原则和不伤害原则的基础上,提供治疗意见。然而,伦理委员会和患者的律师是独立于医院之外的单位,因此对患者诊疗过程中的利益冲突持开放态度。对于这些无代理患者的病例,主要方法是让患者的医生或医疗团队协商,为患者做出重要决定,包括死亡决定。最近多项研究表明,无代理人患者的死亡决定中 81% 是由患者的医疗团队单独或与其他医生协商完成的。令人惊讶的是,这项研究结果显示,伦理委员会对临床团队决定的审查只出现在 20% 的病例中。临床医生作为患者决策者的做法会受到批评,理由是这对临床医生来说是不适当的且具有潜在的利益冲突的影响,而且这种方法缺乏公平的标准。批评者认为,应该征询多方面的意见,包括伦理委员会、伦理顾问和患者权利的维护者,而不是由医生单独决定。在我们看来,最重要的是由医院制定一项政策,选择顾问或将这个案例提交给伦理委员会讨论,减少决策过程所带来的冲突。

Montgomery-Hunter K. Limiting treatment in a social vacuum: A Greek chorus for William T. *Arch Intern Med.* April 1, 1985;145(4):711-713.

White DB, Jonsen A, Lo B. Ethical challenges when clinicians act as surrogates for unrepresented patient. *Am J Crit Care.* 2012;21:202-207.

White DB, Curtis JR, Wolf LE. Life support for patients without a surrogate decision maker: who decides? *Ann Intern Med.* July 2007;147(1):34-40.

2.4.5　未成年人的知情同意

治疗成年人的家庭医生和其他医生可能也会治疗未达到法定成人年龄的少年(18岁是所有州法定的成人年龄),这些人只有经过父母或法定监护人的同意才能进行治疗。然而,这项规定在以下几种情况下是例外:

(1) 紧急情况下无法获得许可。

(2) 几乎所有司法管辖区域现在都有特殊条款来处理某些未经未成年人父母同意的治疗。这些情况通常包括滥用药物和性病(避孕、流产和精神疾病有时也被包括在内,但有时也被排除在外)。比如大多数州允许未成年人在未经父母的同意下,对避孕和戒毒治疗可以自己做出决定。

(3) 不受约束的未成年人是指物质、经济或其他方面独立于父母之外的年轻人。已婚的未成年人、军人或者大学生均被认定是不受约束的未成年人。

(4) "成熟的年轻人"是指虽然低于法定成人年龄,依赖父母生活,但可以做出理性的判断。这些年轻人对为他们治疗的医生构成了某种困扰。一方面,他们似乎能够自己决定;另一方面,他们的父母对他们仍负有法律责任。法律权威人士认为,在下列情况下,医生可能会对他们的要求做出回应:①患者在有自主判断力的年纪时,一般是指15岁以上,能够理解治疗过程和风险,这足以真正做到知情同意;②医疗措施是为维护自己的利益而采取的(即不是器官移植的供体或研究参与者);③根据医疗意见,这些措施是有必要的;④有一个合适的理由可以解释为何无法获得父母的同意,比如未成年人要求直接拒绝这些医疗意见。建议医生要向未成年人说明会提供医疗账单的明细,因为寄给父母的医疗账单可能会违反患者的保密协议。

Benatar D. Non-therapeutic pediatric interventions. In: Singer PA, Viens AM, eds. *The Cambridge Textbook of Biomedical Ethics*. New York, NY: Cambridge University Press 1st ed. Chaps 17, 18.

Goodlander EC, Berg JW. Pediatric decision-making: adolescent patients. In: Diekema DS, Mercurio MR, Adam MB, eds. Clinical Ethics in Pediatrics. A Case-Based Textbook. New York, NY: Cambridge University Press, 2011.

2.4.6　法律认可的治疗

在所有的管辖范围内,法律仅准许精神病医生约束一些对他们自身有威胁的患者进行违背其意愿的精神病学治疗。这些法令适用于一些患有精神疾病的患者,准许的治疗是针对精神病患者的治疗。在一些情形中,精神疾病和医疗问题可能会同时出现,这些情况的诊断需要特殊考虑。

案例:一位75岁的越南战争老兵被朋友送到医院。他有长时间的精神疾病,有酒精成瘾史。他酗酒之后产生了越南游击队正在袭击他的幻觉,他呼吸困难,在过去1小时内昏倒2次,并出现尿失禁,他说他感觉他的心脏要跳出来了。尽管如此,他坚持要离开医院,因为他觉得医院正遭到轰炸。接收他的收治医生在病历中写道:"我注意到患者存在幻觉和精神臆想;因此,我将患者强制约束并留院观察。诊断:阵发性室上性心动过速;治疗:氟哌啶醇,洋地黄;远期评估:监测电解质。"

评论:法定授权对无意识的住院者进行医学治疗与对待精神疾病的治疗是否是一样的,回答是否定的。法规仅仅涉及精神疾病患者的治疗可作为非自愿承诺的理由。如果需要进行医学治疗,必须得到患者的同意,或者如果不能够做到,必须指定一位合法的决策者。除非医学治疗是因为拯救生命的紧急需要,才可以采用默许同意。

建议:急诊收治医生应该直接请精神科会诊。会诊的精神科医生将会检查患者,做出偏执型精神分裂症的诊断,并可能会采取非自愿的方式治疗这类精神障碍,急诊收治医生并没有这项权利。"强制治疗"有时被用于解释这类情况,但可能被误解,有两个原因:首先,医生(除了精神科医生)是不能够"控制"患者的;其次,这种治疗只能由精神科医生提供。

2.5　治疗关系中合作失败

治疗关系由两方组成,双方共同努力达到医学治疗目标,即治疗和治愈。不论双方是否愿意,都可以完全或部分地从这个合作关系中撤离。患者可能同意治疗建议但是没有按照建议进行治疗。同时,他们希望继续这种治疗关系。这种情况一般被称为"不依从",尽管这个术语如今因为带着家长式的弦外之音而很少用到,但仍然会涉及所有相关人员,并产生持久的伦理学困境。同时,在某些场合,内科医生和其他教授会不乐意提供某些形式的治疗,甚至引发从潜意识里拒绝的伦理学问题。

2.5.1   问题6——患者是否不愿意或者不能配合医学治疗？如果是，为什么？

医生有责任给患者提供一些治疗的建议，帮助患者并使他们从中获益。患者有权利知晓这些建议的优点和风险，再考虑接受或拒绝。这些权利和责任在原则上十分清楚。然而，患者可能不能遵从医生的建议而继续寻求其他医生的治疗。我们使用"不能配合医嘱执行"来代替"不依从"。医生的问题在于如何向寻求他们的帮助的患者履行伦理责任，因为患者常常由于一些原因不愿意和不能够从提供的建议或治疗中获益。

2.5.2   不配合医嘱

患者可能因为多种原因拒绝配合治疗，下面的案例展示了两个十分复杂的问题。

案例1：42岁的Cope女士是一名1型糖尿病患者，尽管对胰岛素和饮食控制有良好的依从性，她仍然会经常出现酮症酸中毒和低血糖发作而不得不成为急诊室的常客。在过去的几年中，她积极地参与到糖尿病计划中，对饮食习惯一丝不苟，维持理想的体重，所以糖尿病控制得较好。自确诊糖尿病21年来，她并未因此出现明显的功能损害。

3年前，Cope女士经历了一次离婚，同时失去了工作。她的体重增加了60磅并开始酗酒，疏忽了自己的胰岛素治疗。这些年来，她因糖尿病并发症而频繁住院，包括：①酮症酸中毒；②较难治愈的外伤性足部溃疡；③酒精相关的问题。在医院里，她的糖尿病相对容易控制，但她还是被发现频繁地在自助餐厅里大量进食。两次入院检查血液酒精水平均超过200mg/dl。出院后不久，她的糖尿病并发症再次发作。

她的医生很苦恼，他将这种反复的医疗问题归咎于患者不愿意积极参与自己的治疗，包括减轻体重、规律使用胰岛素及戒酒。患者同意改变她的生活方式，但一出院，她就几乎马上放弃了。医生要求她寻求心理咨询，她同意了。心理医生建议进行一种行为调整计划，但没有成功。

治疗了这个患者10年，医生考虑放弃这种治疗关系，因为他感觉到自己再也不能帮助到这个患者。"为什么要继续？"他告诉患者，"没有用的，无论我建议你做什么，你都不会做。"患者不接受，她抱怨医生放弃了她。是否长期不能遵从医疗建议就可以作为从患者身上撤除治疗的合理理由，这是否符合伦理原则？

评论：

下面的评论与这个问题相关：

（1）对治疗像 Cope 女士这样的患者，他们的医生很失望。偶尔医生会在言语或态度方面责备患者对自己病情的不负责任。患者会故意做出对其健康甚至生命造成严重危害的行为。这类患者在医患关系中有极强的应变能力。

（2）对无责任心的谴责可以用来作为伦理学谬论——"怪罪于受害者"的例子。实际错误可能发生在较强势的人身上，他们找到一种将他/她自己的失败怪罪于饱受失败后果的人的方法。表面上患者的不负责任可能是由于医生教育和关心患者不够，甚至于通过医生和他们打交道的方式，患者可能会被渲染成没有照顾自己的能力。过度的家长式管理可能扼杀了患者对自己的责任心。尽管 Cope 女士的医生没有犯这些过错并热心地帮助 Cope 女士，但这个问题可能掩藏在许多患者不能配合治疗的案例中。

建议：

（1）确定患者行为是自愿还是非自愿以及行为程度很重要。大部分不合作的行为是自愿的。患者要么选择忽视该方案而偏向于其他他们认为更健康的生活习惯（在无症状性疾病中，治疗目标可能看起来并非迫切的需要），要么不愿配合治疗。这些可能是由于治疗方案复杂，或是习惯难以改变，或者医生解释得不够清晰等。还有一些不服从是非自愿性的，主要由于情绪障碍、心理障碍和矛盾心理所致。

（2）如果医生认为患者的不配合是自愿的，应该进行理性地劝说。如果这些努力失败了，医生应该在道德允许的前提下，调整治疗目标以尽可能做到最好。此外，在建议患者如何利用其他资源得到更好的治疗之后，撤除治疗在伦理上也是许可的。这些措施的实行应当符合下文提及的伦理学和法律的标准。

（3）如果不配合是由于生理上的不适或心理障碍，医生则有义务与患者一起，调整治疗计划以适应这种状况，同时应该寻求专业人士协助治疗相应疾病。医生可能会感到非常的沮丧，但这种挫败感本身，还不足以使他们选择放弃该患者。

案例 2：Cope 女士住院接受减肥治疗——采用低蛋白节食疗法。但人们经常发现她在自助餐厅吃喝，很明显她在饮食方面欺骗了医生。医生做出合理的努力，建议她改变自己的行为，而让她出院的决定又遭到了她的激烈反对。

建议:医生终止治疗努力并让患者出院在伦理上是许可的,因为患者不能严格遵守治疗方案导致治疗目的难以达到。这个决定可能是Cope女士长期不能配合治疗的结果,最终导致了医生撤除对她的治疗。

不能继续在医学治疗方面的合作是最复杂的问题,可能是源于患者生活中心理的、社会的或者经济上的原因,也有可能是对医学知识的不理解,医生有责任去了解这个问题的根源。

2.5.3　破坏型的患者

有时,在医疗机构中进行治疗的患者可能具有严重的破坏性并且威胁到其他患者的安全,但同时他们又希望能继续治疗。医生遇到这种有挑战的患者可以考虑让他们出院,因为可能会威胁到别人的安危,可能引起严重的伤害,甚至死亡。

案例:R. A. 先生,是一名采用静脉注射的吸毒者,在3年内第三次因"感染性心内膜炎"住院。3年前,他要求行二尖瓣置换术以治疗假单胞菌性心内膜炎。1年前,在他发展为金黄色葡萄球菌性心内膜炎后,他要求行人工瓣膜置换术。现在,他因人工瓣膜感染金葡菌性心内膜炎再次入院。

经过1星期的抗生素治疗后,他的血培养仍然是阳性。其中一位心胸外科医生拒绝给他手术,他认为该患者病情反复且试图纠正他的药物成瘾都是无用的。另一位外科医生同意为他做手术,为他行开胸手术以再次置换感染的人工二尖瓣瓣膜。术后10天左右,他还能配合医生的安排和使用抗生素治疗。经过这次治疗他不再发热,血培养转为阴性。现在,患者需要在医院按计划通过静脉滴注抗生素治疗。

之后,他开始举止不正常,他经常离开房间数小时,错过治疗。在一次偶然的情况下,他的一份尿检结果证实其中有阿片和奎宁的成分,说明即使在接受感染性心内膜炎治疗时他还违法使用麻醉剂,同时先后两次血培养结果有金黄色葡萄球菌生长。他用言语辱骂2名责备他离开房间的护士,有些住在同一病区的患者抱怨他曾经威胁过他们,而且护士们怀疑他在医院里进行毒品交易。当所有这些信息被患者的医生知道后,他要求患者马上离开医院,尽管患者感染性心内膜炎的治疗并未达到最佳效果。

评论:关于这个决定的伦理学理由的思考如下:

(1) 患者使用静脉注射毒品,而他的医生尝试根治感染性心内膜炎——这种病被证实在患者身上治愈的可能性不大。医生没有必要治疗那些坚持与治疗获益背道而驰的患者。

(2) 患者想接受治疗,同时,继续他的吸毒行为。医生必须确定,患者拥有做出这些选择的心理能力,且他并未患有代谢性脑病(见2.2.3)。

(3) 医务人员应该尝试理解患者行为的复杂原因和动机。他们应该避免"归咎于受害者",应该做出大量努力以劝告、谈判甚至通过签署协议使得患者清楚地知道自己行为的后果。医生应该及早地、反复地警告患者,应该对患者负责。

(4) 除了患者不合作的行为,他还妨碍了其他患者的治疗。这个特殊的状况为他出院提供了一个额外的依据。这个论点的伦理学基础是公平原则:他的行为影响了其他患者的治疗与安全(见4.5)。

建议:医生应该意识到这个患者基本情况并不仅仅是患有心内膜炎——尽管当时的情况很严重,而是药物成瘾,关键应该调整治疗方案。药物成瘾的治疗需要长期的门诊护理和支持。虽然因为感染性心内膜炎,他可能在短时间内有死亡风险,但在我们看来,他出院的时候应该带有留置静脉导管,并且需要家庭医护人员来静脉给予抗生素治疗。这虽然不是一个最佳的治疗方案,但是这为患者提供了合理的治疗并且保护了其他人的利益。如果证实该患者很难管理,通过手术手段治疗患者的心内膜炎将不会取得既定的效果,患者可能会被要求出院。

2.5.4　签订有违医嘱的声明

R. A. 先生可以在医生判断对他的治疗是否充分之前自行选择离开医院。当患者选择以这种形式放弃治疗,大多数医院会要求他们签署一份声明,证实他们是违背医疗建议离开的。然而,患者不能被强制签署声明;他们有权利按自己的意愿离开。文件仅仅是为了提供法律证据,表明患者离开医院是自愿的,医生已经告知患者离开医院的风险。

2.5.5　良心拒绝

患者的意愿十分重要,在每一项治疗决策中都要考虑到。即使是没有能力做出决定的患者的意愿也要由能代表他们利益的代理人决定。然而,患者的意愿并不是不受限制的。对医生伦理学的义务的定义并不仅是要根据患者的意愿,还包括治疗目的,医生没有义务做出超出或相悖于治疗目的的行为,即使患者强烈要求他们去做。患者没有权利要求医生进行不必要的手术或不恰当的药物治疗。患者不能要求医生做出任何违法的事情,例如医生不可以为患者提供伪造的残疾证明,或因患者的要求而不上报传染性疾病。最后,当医生认为这样做是不道德的时候,可以拒绝患者的请求。

传统意义上而言,医学伦理要求医生在患者需要医学治疗时放弃对患者的道德行为的判断。例如:①一位急诊科医生被要求同时为受伤的年长的袭击者和被袭击者提供全面的治疗;②一位医生应该不带偏见地治疗他认为是由于非法性行为所导致的性病。然而,尽管所从事的职业是中立的,医生和护士仍然有自己的道德观。有时,可能不仅仅被要求忍受他们认为不道德的事情,还可能被要求参加他们认为不道德的行为。例如:①一位医生认为变性是不道德的医疗行为,而一位男性患者却要求他为其开具雌激素处方以促进其第二女性性征发育。②一位护士是天主教徒,被要求参与人工流产。对于一个有特定道德观的人,要求其参与一些违背其道德观的特殊行为而被拒绝,称为良心拒绝,而判断的标准就是潜在的道德观。从传统而言,法律允许流产并且允许医生协助患者死亡,为良心拒绝提供了明确的免责。然而,医生可能在其他情况下涉及良心拒绝,不仅仅引起争论,并且法律上也不支持。例如一位药剂师拒绝开"事后避孕药"的处方。医生可能从道德上认为一些特殊的法律规定是不道德的。例如,治疗艾滋病的医生确信吸食大麻能够减轻晚期疾病的疼痛和恶心,但州法律禁止开"医用大麻"的处方。

医生和护士可以根据良知拒绝参与到他们认为不道德的行为中。在一个人的道德心的形成中,从个人反感和偏见中分离出道德价值观是非常重要的。比如,一位医生因"道德原因"拒绝着手治疗一名有出血性体质的耶和华见证人,虽然实际上是因为这位医生不喜欢冒风险,让患者因失血死亡。一些机构和组织应该建立关于道德反对的政策,并使在机构和组织中工作的人员清楚这些政策的具体内容。道德反对的传统伦理学要求反对者在公开场所明确表达自己的立场并接受反对的后果,例如因违法而应承担的法律责任。

Curlin FA, Lawrence RE, Chin MH, Lantos JD. Religion, conscience, and controversial clinical practices. *New Engl J Med*. 2007;356:593-600.

2.5.6 撤除治疗和放弃

如在 2.5.2 中提到的 Cope 先生的案例一样,有时候医生通过解决医患关系问题为患者提供最优服务。医生的基本目标是通过治疗患者来帮助他们,如果治疗无效,医生可以撤除对患者的治疗,这也是伦理学职责的最大程度的体现。

终止与患者治疗关系的医生有时候会怀疑自己是否会被控告"放弃"。放弃,在法律上的意思是,医生没有给予及时的关注,不负责任,停止为仍需要治疗的患者提供治疗,或者医生做事拖拉、粗心大意(例如在医院里不去查看患者,或不能够严肃地判断患者的情况以给予全面的关注)。当患者没有及时收到关于治疗安排的建议时,通常会控告医生对其治疗的放弃。医生在法律上没有义务给另一位医生提供患者的远期治疗方案,但有义务向新指定的医生提供该患者全面的医疗记录。如果医生确实打算维持与患者的关系,但有一段时间不能进行,他们有法律义务为患者安排另一位医生。不能做到这一点就会被视作放弃。

因此,医生可在没有任何法律风险的情况下,从患者身上撤除治疗。尽管如此,做出这样的决定应该符合伦理和法律标准。医生代代相传的伦理传统,要求他们不仅要接受艰巨的医疗任务,还要为需要治疗的患者承担风险。患者不喜欢,甚至是挑衅都不能让医生放弃他们的职责。当然,这种义务会受到一些条件的限制。如果患者占用了医生过多时间和精力,便会减少医生对其他患者的关注。如果患者的行为是为了阻碍治疗目标的达成,或者如果患者的过激行为威胁到其他患者,继续治疗的伦理义务就会削弱。这些情况在 R. A. 先生的身上得到证实。最终,医生可能拒绝提供无意义的治疗或者违背道德的治疗。

2.5.7 补充/替代医学

一些人会从其他替代者那里寻求治疗而不是求助于传统的医疗机构。据估计,三个美国人中有一个(总计 4.25 亿人次)会寻求替代者的帮助——而不是普通医生。这些替代者包括理疗师、顺势疗法师、脊椎按摩师、针灸师,还有中国、印度及美国本土传统医学的实践者。在某些国家,理疗师和顺势疗法师拥有医师执照。治疗方法包括精神疗法、物理疗法、特殊饮食、想象、放松疗法、按摩和维生素治疗,注重于营养、锻炼和减压。这些方法被称为"替代治疗"或"补充治疗"。"综合治疗"指试图找到和利用替代治疗与常规治疗两者的益处并相结合的方法。有一些著名的医疗机构已经建立了综合医疗项目。

Adams KE, Cohen MH, Eisenberg D, Jonsen AR. Ethical considerations of complementary and alternative medical therapies in conventional medical settings. *Ann Intern Med.* 2002;137:660-664.

Cohen MH. Alternative and complementary medicine. In: Singer PA, Viens AM, eds. *The Cambridge Textbook of Bioethics*. New York, NY: Cambridge University Press; 2008: chap 65.

案例:患者 DS 先生是一位 54 岁男性,他的家庭医生对其严重而且呈进展性的焦虑和抑郁症进行治疗。这位家庭医生首先对 DS 先生使用氟西汀(百忧解),然后加用了帕罗西汀。后来在日常访视中,DS 先生主诉有颤抖、出汗、感觉烦躁的症状,家庭医生询问过 DS 先生后,他承认最近与一位"自然疗法治疗师"见面,这位自然疗法治疗师鼓励患者采用圣约翰草(贯叶金丝桃)来治疗抑郁。这位家庭医生怀疑患者有血清素综合征并建议他住院观察。

评论:许多患者在接受正规的临床执业医师治疗的过程中,仍然会去特殊治疗从业者处进行治疗,特殊治疗师使用非常规的治疗方法作为辅助而非替代治疗。这些患者一般不会把在特殊治疗师处接受过的治疗主动告知他们的正规执业医师。在 DS 先生的案例中,帕罗西汀和圣约翰草的组合使得他血清素达到了较高的水平,导致了他出现了可能致命的血清素综合征。这些选择了非常规临床治疗手段的患者可能认为这些治疗更简单、花费更少,或者是因为患者对传统治疗未能缓解一些疾病的失望,比如慢性背痛、头痛、失眠症、焦虑和抑郁。大多数正规临床执业医师对于另类替代治疗药物所知甚少,其中也存在许多对另类替代治疗的毁谤和蔑视。

Boyer W, Shannon M. The serotonin syndrome. *N Engl J Med.* 2005;352:1112-1120.

Clark PA. The ethics of alternative medicine therapies. *J Public Health Policy.* 2000;21:447-455.

建议:

(1)医生应该鼓励他们的患者说出他们使用过替代治疗的事实,尽量避免说些歧视言论,这些言论可能会阻止患者讲出实情,因为他们害怕医生生气或嘲笑他们的行为。

(2)医生应该努力去更好地理解患者,帮助患者了解治疗体系并指出其有益之处,通常患者会频繁地求助。人们经常从网页上获得一些建议或者推销的信息,无论替代者还是医生都没有对其进行监督。这个缺少监督的体系可能会产生不利的影响。例如,甘草和草药作为缓解疲劳的补充治疗,可能会显著降低血钾;很多补充治疗如鱼油,可能影响凝血。当医生看到这些异常时,他们可能不知道他们的患者正在使用这些物质,同时也不了解这些物质的性质及其危害。患者应该被问到他们是否使用其他替代治疗。与替代治疗师进行磋商也是非常可取的。草药的可靠信息可以在《植物安全手册》(*Botanical Safety Handbook*)或者草药医学网站——www. herbmed. org 中找到。此外,国家卫生研究院(National Institutes of Health, NIH)已设立了补充和替代医学中心(nccam. nih. gov)。

（3）当患者使用替代疗法治疗严重的疾病,而忽略已被证实有效的治疗,或当替代治疗具有毒副作用时,医生应该仔细地向患者解释这类治疗的后果。但要注意,错误的解释方式可能会使患者更加确信这种不明智治疗的效果,而起不到改变他们转而接受医生的治疗建议的作用。

（4）当医生确定使用替代治疗可能会妨碍患者的治疗或有危险时,应该征求患者的许可联系替代治疗师,说明情况,签署一份既能让患者接受又与替代治疗师的要求相一致,并符合伦理的方案。

（5）医院应该制定相关政策,以认可替代治疗的使用,并制定指南,为医生和替代治疗师之间的合作提供指导意见。

第三章

生 命 质 量

生命质量是临床伦理学第三个需要提到的话题。生命质量很难进
行定义,但是在复杂的案例中经常会出现并且需要解决。这一章
主要解释生命质量的概念,分析其在临床决策中的含义,以及揭示在讨
论临床治疗时需考虑到的具体情况和警示。这一章同时总结了临床治
疗中的一些细节,即对生命质量的评价而言显得十分沉重的话题——临
终关怀,包括终止生命支持和安乐死。

3.0.1 满足伦理学的有利原则

在前文中所讨论的两个伦理原则,即有利原则与尊重自主权原则,
与本章的主题有关。在生命质量的讨论中,没有单独一个伦理学原则是
占优势地位的。我们在之前的章节中讨论的两种原则,即有利原则和尊
重自主权原则,与本章也有相关性。然而,我们可能选择有利原则的一
个特别的方面作为与生命质量相关性最强的方面。在第一章中,我们对
有利原则的其中一种应用进行了限制,即作为道德原则来指引人们帮助
需要帮助的人,医学治疗是为了满足患者的需要。在这一章中,我们更
关注于有利原则的另一个方面,即用行动使他人满足。很多伦理学家将
使他人满足和快乐作为行善的一个重要成分,我们认为这也是医疗决策
中的一个重要部分。所有医疗干预的一个重要特征是意在使寻找治疗
的患者产生满足感,他/她不仅仅被治好而且感觉很好。生命质量,指的
是患者经历和体验到的他们的整个生活,或者在特殊的方面,例如身体
健康上的满足程度。在临床医学中,任何案例的伦理学维度必须不仅仅
包括医学干预的适宜性(有利原则)和对患者意愿的尊重(尊重自主权原
则),还需包括提高生命质量(满足感)。当医学治疗达不到这些标准时,
伦理学问题就会出现,就像本章中阐述的那样。

Beauchamp TL, Childress JM. Utilitarianism. *Principles of Biomedical Ethics.*
7th ed. New York, NY: Oxford University Press; 2012.

3.0.2　生命质量的含义

当生命质量被定义为满足的状态时,表达了对价值观的一种判断:生活的经历,作为一个整体或者在某些方面,被认为好或者坏,更好或者更坏。近年来,我们正在努力制订出一种通过评估生命质量来判断临床干预措施结果的方法。例如列出各种各样的生理功能,如是否能完成日常生活,对疼痛的反应,对社会的反应以及精神敏感度等。由于目前的评估过于主观,缺乏客观描述的评价指标,这方面的研究难以设计且应用受限,所以我们将完成度和满意度作为指标,采用分级的方式来评价。从经验层面而言,生命质量被视为一个多维的结构,它包含社会角色、身体健康、智慧、情感水平和生活满意度或幸福感。

Pearlman RA, Uhlmann RF. Quality of life in the elderly. *J Appl Gerontol.* 1988;7(3):316-330.

一些作者将生命质量与有尊严地活着区分开来。他们希望人们活着应该拥有最高的生存价值,保持生命的尊严。某些学者坚持在任何条件下都应该维持生命并且尽可能延长。就这种观点来看,如果无法维持生存,那么评价生命质量就毫无意义了,这种观点深深植根于一些传统宗教思想中。另外有些反对者认为,当其他人体功能丧失后器官也应该被保留,这在医学中称为"生机论"。在本章中,我们认为"生命的尊严"一词所表达的对人类生命的尊重与在特殊环境下撤除维持生命的医学治疗这两点并不是矛盾的。

3.0.3　临床治疗中有关生命质量的例子

医疗最根本的目标是提高就医患者的生命质量。所有医学目标在1.0.9中已经列出,比如减轻疼痛和改善功能,这些是根本目标的一方面。患者因为被症状困扰,担心自身的健康状态,或者在车祸和疾病中致残,所以寻求医疗帮助。医生需要通过检查、评估、诊断、治疗、治愈、安慰和教育来提高患者的生命质量。

在1.0.8中所提到的4个患者的案例阐述了医学治疗是如何在各个方面影响生命质量的。例如,Cure 先生因脑膜炎而引发头痛,颈部僵硬,且身体不适,可以通过给予抗生素治疗来减轻症状,使他的生命质量迅速恢复。如果通过治疗能够避免慢性神经损伤,他未来的生命质量将会得到进一步改善。在另外的场景中,患者的生命质量会被一种无法治疗的疾病所影响,会暂时或者逐渐变成残疾。医疗干预旨在减少不适感,最大程度地维持正常功能。例如,Care 先生患有多发性硬化症,他的生命质量在逐步地降低,但是经过各种治疗、护理和康复训练还可以勉强维持。在其他场景中,患者的疾病在被某种手段治疗以阻止其进展的同时,生命质量却在逐步下降。例如,Cope 女士患有糖尿病,必须严格控制饮食,并坚持胰岛素治疗;Comfort 女士患有乳腺癌,需接受乳房切除术,同时结合化疗和放疗,在一定时期内会影响生命质量,但从长远来看,最终是为了提高生存率,改善生命质量的。

这些案例支持我们的观点——好的治疗是提高患者生命质量的重要组成部分。

生命质量常常与合理的医疗相关。患者和他们的医生必须明确期望得到什么样的生命质量,怎样实现,为了达到这样的期望值会有哪些风险。在医疗措施中考虑风险和获益直接关系到病情的转归。如果患者同意治疗,在其接受治疗期间和之后会出现什么样的生活状态? 这些问题都是医疗决策中要讨论的重要部分。关于生命质量的讨论在以下情况下会面临一些困难:①在生命质量上,医生和患者之间什么时候会出现显著的分歧;②患者什么时候不能表达他们所期望的生命质量;③什么时候强调正常的生命质量是治疗的目标;④什么时候生命质量完全丧失;⑤什么时候生命质量作为治疗的客观标准。

前四个问题在本章进行讨论,第五个问题则留在第四章中讲述。

(1) 无论治疗或者不治疗,对于回归正常生活的预期是什么? 即使治疗成功了,患者可能经历什么样的生理、精神或者社会生活的不足?

(2) 对于不能表达或做出判断的患者,其他人是基于什么得出某些生命质量不是患者想要的?

(3) 是否存在偏见可能影响评估者对患者生命质量的评估?

(4) 关于提升和改善患者的生命质量,会引发什么特殊的伦理学问题?

(5) 生命质量评估是否会引发改变治疗方案的问题,例如放弃维持生命的治疗?

(6) 在决定放弃生命维持干预后是否有计划提供镇痛的方法和安慰患者?

(7) 医学上协助死亡在法律和伦理上是否允许?

(8) 自杀的法律和伦理地位是什么?

3.0.4 问题 1——无论治疗或者不治疗,对于回归正常生活 的预期是什么? 即使治疗成功了,患者可能经历什么 样的生理、精神或者社会生活的不足?

"正常生活"这个术语不是单独的定义。生命质量的判断不仅仅基于一个单一的维度,也不完全的是主观或者客观意义上的,必须考虑到个人和社会的功能,还有行为、症状、预后以及特殊价值。患者在判断他们的生命质量时要考虑到这些问题。还有一些重要的问题如下所示:①谁在进行评估——体验者还是观察者? ②在进行评估时运用了什么样的标准? 关键的伦理学问题是③根据生命质量的判断,什么样的临床决策才是正确的?

3.0.5 生命质量的区别

区分下面两种"生命质量"的方法十分重要,如果没有区别开会导致临床决策的混淆。

(1)最合适的理解是:生命质量是指通过经历自身的生理、心理和社会状况表现出的个体满意度。对患者而言,对自身生命质量的评估十分重要(见第二章)。关于生命质量的伦理决策与患者的自主权密切相关,因为患者愿意表达出他们对自己生命质量的评价。

案例 1:一名因脑脊髓损伤而致全身瘫痪的 27 岁的体操教练会说:"我的生活没有看起来那么糟,我需要接受我的损失,并学会在生活中发现乐趣。"

案例 2:一名 68 岁患了 30 年糖尿病的艺术家,现在要面临失明和截肢。她说:"我不知道自己到底能不能忍受这么低质量的生活。"

(2)"生命质量"也指作为一个旁观者来观察他人的生活经历从而进行评价。站在这种立场上,生命质量的评估就会产生许多伦理问题。

案例 3:一对父母有一个智商只有 40 的 29 岁智障孩子,他曾经也很快乐,但是现在他变得焦躁不安和痛苦——他所拥有的生命质量如何呢?

案例 4:一名患有老年痴呆的 83 岁妇女,长期卧床用鼻胃管喂食,被护士描述成"低品质的生命质量"。

评论:参照生命质量进行临床决策是必要的,但是因为它可以被用于许多方面,所以会产生混淆,下面的观点可以消除这种混淆。

（1）生命质量评价差,可能是由本人做出的个人评价,也可能是从观察者角度做出的评价。但这样往往会出现观察者认为患者生命质量很差,但经历者却视为满意或者至少是可以忍受的。人类有着惊人的适应性,他们可以充分适应自己的选择。例如,四肢瘫痪的体操教练可能有着非比寻常的精神世界;盲人艺术家会喜欢发挥想象力;残疾人会喜欢和别人一起游戏和互动。因此,如果患者可以评价自己的生命质量,那么观察者不应该擅自去评判,而是应该尊重患者自己的评估。同样,如果人们的自身评估无法被他人理解,那么医务工作者或者其他人则应该非常谨慎地使用他们自己的价值观进行评价。

（2）通常来说,差的生命质量可能意味着患者的体验比观察者理想中的标准要低。例如,观察者可能高度重视智力、体力或者活力对生命质量的影响。可是,在不同的案例中,患者的经历是不一样的:它可能是疼痛,丧失运动能力,呈现出多种健康情况的衰弱,丧失心理承受能力、人际交往的兴趣,以及生活中的乐趣等。与观察者的评价相比,这些经历对不同的人有着不同的意义。

（3）对生命质量的评估,如同生命的进程一样,会随着时间而改变。上面提到的艺术家可能在她发现将来会面临的状况之后觉得沮丧;体操教练可能以后会变得更加抑郁。临床医生经常观察受外伤和疾病打击的患者,发现很难在短时间内评估患者的生命质量。

（4）观察者的评价会存在偏见和误差。例如,对残疾人生命质量的评价不高反映了我们对丰富多彩、自由自在的生活的向往。偏见还来自人们认为有一定的社会地位或性别优势才能拥有更好的生命质量,在临床治疗中应该注意并尽量克服这种偏见。

（5）对生命质量的评价,不管是体验者还是观察者的感受,都可以反映出一些如无家可归,缺乏家庭照护、康复治疗和特殊教育等的社会和经济状况。这些困难并不常见,但通常可以通过制订计划和照看者的努力去克服。

案例5:一部经常在生物伦理学课程中播放的电影,生动地讲述了一位在爆炸中被严重烧伤的患者 Dax Cowart,他经历了长时间痛苦的治疗和康复过程。他一度认为爆炸导致的残疾、失明和毁容让他的生活无法忍受,以至于不值得活下去。他觉得他将来的生命质量将惨不忍睹,所以他拒绝抗感染和整容治疗而且希望死去。后来,他尝试进行心理辅导治疗,并积极参加社会活动,最终成功地克服了消极、抑郁的情绪。他成为了一名讲诉自己故事并维护患者自主权的演说家。他毕业于法学院，通过了律师资格考试，现在正在实习。他每天都在和残疾斗争，达到了他以前难以想象的生命质量。尽管他取得了非凡的成就，但他始终认为不应当被剥夺选择是否拒绝治疗的权利。此外，照顾过他的内科、外科医生以及护士提供了一个比 Dax 自己评价更乐观的观察者评估，他们看到了严重烧伤的患者，无论他们的残疾如何都可以恢复到他们自己可以接受的生活状态。Dax Cowart 的这个例子生动地描绘了生命质量的重要性，也描绘了在临床决策中，应用不同的生命质量标准去判断是十分困难的。

Cowart D, Burt R. Confronting death. Who chooses, who controls? A dialogue between Dax Cowart and Robert Burt. *Hastings Cent Rep*. 1998;28(1):14-28.

3.0.6　问题2——对于不能表达或做出判断的患者，其他人是基于什么得出某些生命质量不是患者想要的？

在 2.4 中陈述的代理人决策与这个问题相关。在这一节中，我们解释了当患者的意愿不被人所知时，代理决策者可以做出符合患者的最大利益的判断。最大利益的观点与我们的生命质量的话题相关。

3.0.7　最大利益标准和生命质量

最大利益的观点来自法律，通常被用于儿童抚养权的案例中：哪一种安排能够最好地促进孩子的健康成长？在临床医学中，这个概念的应用是十分困难的，通常被用于代理人在为患有严重疾病的患者做决定的时候，因为他们恢复健康所需要的时间较长。首先我们需要理解如何应用这个复杂的概念来反映所有人的既得利益。我们假设所有人都有希望活着，能够理解并且交流他们的思想感受，能够控制和指引他们的生活，没有病痛折磨，并且能够得到预期的满足感，假设所有的人都选择避免丧失能力，这时候就需要维护我们的最大利益。如前所述（见 3.0.2），最大利益可以被理解为是组成生命质量的一部分。

这些结论应该适合任何一个个案。不同的人针对个人利益的考虑会有所不同，比较成熟的人对利益的判断标准与不成熟的人会存在着某种差异，他们对自身价值的追求和个人利益的保护是非常在意的。代理人的决定应该站在被代理人的角度去考虑，尽量去理解他们的想法和观点，并加以保护。这些结论可能会引起针对伦理价值观的挑战。至关重要的结论需要摒除错误信息、偏见、歧视和保守,在个人的社会价值中得到体现。

Beauchamp TL, Childress JF. The best interest standard. *Principles of Biomedical Ethics*. 7th ed. New York, NY: Oxford University Press; 2012.

3.1 对生命质量的不同评价

目前对生命质量的评估主观性比较强,观察者评价生命质量用的模块也不尽相同,这些差异带来了临床伦理上一些普遍性的问题:①缺少对患者自身价值的理解;②医生和患者对生命质量的结论有所不同;③偏见和歧视的存在会影响医生对患者有利的决定;④将社会价值标准引入对生命质量的评价。

有研究认为医生对患者生命质量的评估比患者自己的评估要低。在一项研究中,医生和患者单独被问及如何评价一种慢性疾病对生活的影响,如关节炎、缺血性心脏病、慢性肺病和癌症。医生会觉得患者会忍受不了这些疾病所带来的痛苦,这是医生根据他们对疾病的判断所下的结论。然而患者却掺杂了一些非医学因素,如人际关系、经济状况和社会条件,因而他们自己的感受与医生的不同,对疾病的忍受度也更高一些。研究表明,临床医生对患者生命质量的评价影响着他们的临床决定,如继续实施抢救还是放弃维持生命的决定。

案例:一位 62 岁有脑干梗死的患者丧失了判断力并因此而瘫痪,他还被诊断为梗阻性肾病并继发尿毒症。他的医生认为既然患者已经患有尿毒症,且因为脑卒中导致瘫痪所带来的抑郁,不应该积极手术治疗梗阻性肾病。医生建议患者的代理人放弃手术解除梗阻的治疗,认为这样才符合患者的最大利益,但代理人选择手术治疗,最后患者的尿毒症康复了,在死亡之前过了 10 个月的快乐生活。

评论:这种对生命质量评价的分歧往往会导致对患者最佳治疗的严重判断失误。医生们有必要和代理人探讨患者的生命质量问题,并尽可能明确患者所持的价值观。同时医生们应该知道即使他们根据多年的临床经验帮助患者做出的治疗选择也许并不是患者想要的。“如果是我的话”(也称为黄金判断标准)这句话如果没有为患者的利益考虑就会出现误解。医生应该与有决策能力的患者探讨关于生命质量的选择,做到换位思考。如果患者缺乏决策能力,则应该与指定的代理人进行探讨。

3.1.1　问题3——是否存在偏见可能影响评估者对患者生命质量的评估?

有一个重要的医学伦理学原则就是无论种族、宗教、性别或者国籍如何,患者都应该得到及时治疗。然而,有些医生却因为个人利益的问题而导致在评价患者病情时存在着一些偏见和歧视,这些观点会影响到临床决策。

(1) 种族偏见。美国历史上因歧视黑人、土著和其他少数民族而留下了污点。今天这些偏见可能不会十分明显但是仍然存在:很多研究表明少数民族接受的治疗有限,对他们的健康管理获益甚少。伦理学角度上来说,在临床决策中正视这些偏见的存在并尽力消除十分重要。

Institute of Medicine. *Unequal Treatment: Confronting Racial and Ethnic Disparities in Health Care.* Washington, DC; 2002. http://www.iom.edu/Reports/2002/Unequal-Treatment-Confronting-Racial-and-Ethnic-Disparities-in-Health-Care.aspx. Accessed February 8, 2015.

(2) 对年长者和残疾人的歧视。研究发现,许多医生尤其是年轻的医生对老人和残疾人有偏见。他们不愿意对这些人进行治疗,而且有时甚至会对他们做出带有偏见的判断。

案例:一名92岁的老太太在意识丧失的情况下被送到了急诊室。检查中,她毫无反应,呈脱水状,低血压。她有尿路感染和吸入性肺炎。急诊医生认为患者是因尿路感染而导致的败血症,但因高龄不确定使用抗生素治疗和液体复苏是否有效。主治医生决定给予相应治疗。经过治疗以后,患者意识清醒,恢复到了之前良好的生命质量状态,让急诊医生感到十分吃惊。

评论:治疗决定要从医学角度和患者的需要去分析。因为患者的实际年龄而歧视他们在伦理学上是错误的。实际年龄只是与从循证医学角度去评价患者对治疗措施的疗效时做出的临床决定相关。例如,年龄大于75岁的患者一般不适合器官移植,因为可能会出现心血管的并发症。

(3) 生活方式偏见。研究发现,医生与普通群众一样存在一些偏见。同性恋者、酗酒、瘾君子可能会让人对他们产生不满和偏见。有时这些偏见会影响医生的临床决策。

(4) 性别偏见。性别偏见在我们的社会中或多或少的存在,常常表现为低估妇女的智力和她们为自己健康做主的权利。在卫生保健方面,研究表明,男性医生倾向于对妇女们的主诉半信半疑,往往不能全面制订适合妇女的治疗方案(妇女的权益在 1993 年的 NIH 法案中就已经纳入,伦理委员会现在必须确保妇女的权益)。另一种形式的性别偏见与变性人有关,变性人可能会引起人们的反感。

Boston Women's Health Book Collective. *Our Bodies, Ourselves*. New York, NY: Touchstone; 2011.

(5) 社会价值。生命质量常常会被社会价值所影响,也就是说,会根据人们对社会的贡献程度来给予评价。一个能干的、杰出的、努力的和富有创造力的人会比一个缺乏这些特点的人更有社会价值。尽管做这样的判断在很多社会功能上是必须的,但是在临床决策上不能依据这些做判断。临床医生不应该根据患者的社会价值来进行区别治疗,除非在特殊的环境之下(见 4.5)。

建议:对患者社会价值的评价通常与诊断和治疗不相关。生命质量与一个患者的经历有关,而不是与他或者她的社会地位相关。医生不应该根据患者的社会价值来决定他们接受或者放弃治疗,是否给患者提供相应的治疗措施也不是医生的特权。罪犯、吸毒者和恐怖分子同样应该得到他们应得的治疗方式,而不是根据社会价值判断做出选择。特殊的分诊治疗在 4.5.3 中讲述。

3.1.2 患者面临的挑战

在 2.5 中,许多患者因生命质量问题而导致治疗困难。Cope 先生酗酒,治疗极度不配合,而另一个患者沉迷于毒品。医生会发现为这些患者治疗不容易,易引起争执,甚至患者会对医生产生敌意。这些反应会干扰医生对患者的临床决定,影响他们的生命质量。医生应该努力去克服对这样的患者的消极态度。

案例:C.D. 先生是一个无家可归者,他看起来很脏,满口脏话,而且有暴力倾向,破坏力很强。他经常因肺炎、冻伤、精神错乱等在医院进行各种各样的治疗。当他在一个月内第二次因食管静脉曲张破裂出血而被送到急诊室时,其中一个医生在早上交接班时提及他的生活状况是否已经使他失去了治疗的资格的问题。

评论:C.D. 先生的生活方式并不妨碍医生对他进行治疗,这种生活方式的特殊性使得医生在制订治疗计划时,应该考虑到患者的依从性。然而,他的行为的确给医院和社会带来了负担,这必然会影响到治疗方案的选择。影响因素将在第四章中提及。

3.1.3 残障人士

患有发育障碍或者认知障碍的人常常会被歧视。社会交流的能力、智力的发展、个人价值的实现对大部分人来说是同等的,但这些对残疾人来说却是严重受限。在这种情况下,他们的生命质量很差。对这些人做医疗决策时,是否需要考虑到这样的生命质量?

案例:Joseph Saikewicz 先生是一位 67 岁的老人,他 1 岁时就因严重的发育障碍入院,他的心理年龄还不到 3 岁孩子的水平,智商也仅为 10,后来确诊患了急性骨髓性白血病。他的护工说:"他的生活这么糟,为什么还要延续他的生命呢?"

评论:马萨诸塞州最高法院通过决议,尊重他的代理人的意见,不对 Joseph Saikewicz 进行化疗。法院想要区别残疾人的生命质量与 Joseph Saikewicz 如果接受化疗时可能经历的生命质量。由于化疗可能带来持续性疼痛和定向障碍,法院表示:"他会因无法理解这一切而感到恐惧,而发育健全的人则是因为可以理解治疗中的痛苦和获益而得到面对这一切的力量。"这种区别对待涉及伦理道德这一重要问题,它使得我们在关注患者所经历的生命质量情况时,忽视了有严重精神问题的特殊人群的生命质量。让我们来关注 Saikewicz 先生的问题,当患者是残疾人时,随意取消他的治疗方法从伦理上来讲是十分危险的做法。这样的决定主要是因为看到了这类人给社会造成的负担,而没有看到这些人真正所遭遇的境遇。因将个体划分到某个特定群体而区别对待所带来的危险类似于"滑坡效应"。也就是说,它会让"令人讨厌的人"这个群体范围越来越广,包含的人也越来越多,这些人被视为是"自己和别人的负担",这必然会导致不公平的歧视。生命质量的衡量只有聚焦于某个具体的患者的生命质量时才具有临床意义。

3.1.4 痴呆和生命质量

患上阿尔茨海默病(Alzheimer's disease,AD)和其他导致痴呆的疾病对患者和家属来说都是一种不幸。患上这类疾病会使生命质量严重下降,这点患者及其他人都可以感受到。这种状况会给医务工作者带来极大挑战。有些挑战从本质上讲是伦理道德方面的:如实地向患者转述病情,限制其生活方式,如不能开车,帮助安排起居,限制其活动、临终关怀等。近几年来,人们对这些症状了解程度的增加和对患病者治疗水平的提高减轻了一些负担。总的来说,合理地处理这类问题需要采取最基本的保证患者感觉舒适和安全的措施。此外,其他关于伦理道德的问题也可能出现。

案例:R. P. 先生是一位技艺精湛的木工,为人和蔼可亲,66 岁时开始出现 AD 的典型症状,很快便陷入健忘和迷糊的状态,并且脾气暴躁,特别是对与他共处 40 年的妻子。他的医生对他进行了测试,排除了其他可能原因。他的儿子们作为他的工作合伙人,发现让父亲远离工厂和他自己的工作室会激怒他。他的医生用多奈哌齐对他进行治疗,之后加上了稳定情绪的美金刚。

评论:虽然 AD 患者会带来一些伦理道德困境,最普遍的问题还是如何维护他们的尊严、独立性和与社会、自然环境的联系,而这些问题常常容易被出于好意的医护人员的限制性安排所破坏,限制患者的行为会加剧生理和心理退化并增加镇静药物的用量。人们甚至想出了许多方法来维护那些病情严重的老人的自尊,提高了他们的生命质量,而听取在这方面有丰富的医疗经验的临床医生的建议十分有帮助。药物治疗会对与 AD 相关的一些问题产生积极影响,如抑郁、幻想和侵略性的行为,但是还没有药物治疗显示能够恢复患者的认知能力。

建议:针对 R. P. 先生的情况,使用最近 FDA 推荐的抗痴呆的药物,如多奈哌齐,可能会带来积极效果,因为它是稳定早期 AD 症状的最有效药物,不过其药效很短,且患者的痴呆症状仍会持续恶化。因此,医护人员和家属应该慎重考虑对其心理状态进行调整可能会提高患者的生命质量,尽管患者最终会再次陷入痴呆症状态,继续经历失去认知能力的痛苦境地。此外,抗痴呆的药物可能具有副作用,如恶心、腹泻和失眠,对于一个心理健康状态下降的人来说尤其痛苦。因此,原则上讲,尽管这类药物干预可能在治疗中建议使用,但是它也会严重影响患者的生命质量。目前已经将生命质量纳入药物干预是否获益所要要面对的伦理学问题来讨论了。

3.1.5　问题 4——关于提升和改善患者的生命质量,会引发什么特殊的伦理学问题?

医学通过治疗疾病来提高生命质量。我们十分关注在提高生命质量时出现了伦理学问题的四个医学领域:①康复医学;②姑息治疗;③慢性疼痛治疗;④强化治疗。

3.1.6 康复医学的伦理

康复医学旨在提高生命质量,如恢复运动能力、工作能力和独立生活的能力,主要的目标是实现患者的自主能力,患者的喜好和价值观是达到目标的关键,所以说患者的合作至关重要。在这种情况下几种特殊的道德问题应运而生。这些问题的出现是因为患者的偏好和对个人生命质量的判断可能与理疗师的治疗理念以及价值观相冲突。

案例:3.0.5案例中的健身教练被建议参加一个康复项目。一开始,他拒绝参加这个项目,他说:"我已经残废了,生命质量太差,根本无法改善。"康复小组人员则对他恢复的可能性持不同看法,他们邀请他一起反复讨论这个问题并提出了一些短期的目标。

评论:这个案例在第二章进行了讨论,因为这个案例是围绕患者的偏好出现的问题。生命质量是一个关键问题,然而却是由理疗师评判患者的意愿是否该得到尊重。康复医学强调治疗的教育性框架:人们需要受到在不可避免的运动受限或残疾时如何生活的教育。在这个案例中,基本问题并不是如何从生理上改善运动能力,而是如何教育患者对他的生命质量有一个重新的认识,从而获得满足感。

3.1.7 姑息治疗和缓解病痛

姑息治疗是指缓解剧烈疼痛的治疗方式,然而仅仅将其定义为单纯地缓解疼痛又是错误的。专业的姑息治疗定义为一种帮助患有危及生命的疾病的患者及其家属提高生命质量的方式,主要是利用早发现、早评估以及早期治疗病痛以及身体、心理、精神上的问题来预防或者缓解痛苦(世界卫生组织,http://www.who.int/cancer/palliative/definition/en/)。缓解疼痛一直都是药物治疗、外科手术和康复治疗的目标。然而,仅通过药物或者外科手术专注于缓解生理上的各种疼痛而不注重心理、社会和精神方面的治疗,结果可能收效甚微。即便缓解疼痛的目标在生理上达到了,重要的道德责任可能无法实现,如帮助患者面对即将到来的死亡,以及给别人带来的影响。姑息治疗可以运用各种方式实现这些目标。医生们应该了解姑息治疗的方法,并寻求姑息治疗专家的协助。

很多医院都建立了姑息治疗的服务体系。出现伦理学问题的案例中进行姑息治疗的咨询并不少见。医生和家人们常常会为是否放弃生命支持治疗而争执不休,而姑息治疗咨询可以帮助他们从心理生理层面上更好地面对疾病的临终阶段,解决伦理学的问题。此外,姑息治疗专家不仅可以减少患者的抑郁症状,还可以提高患者生命质量,延长生命。其他特殊的伦理学问题将在3.4进一步讨论。

同样,出现姑息治疗问题的案例中常常也需要伦理学的咨询。在做出伦理学决定,把强化治疗改为安慰性治疗后很快就会进行姑息性治疗。当临床医生认为"我们已经没有什么可以做的了"的时候,还可以有"我们还有很多有效的办法可以帮助他们"。如果在做出放弃生命维持治疗这个重要的决定前患者已经进行了姑息性的治疗,那么患者的经历和家庭的痛苦可能都可以减轻。同样,临床伦理学的早期介入可能使决策更加容易,并且促进姑息治疗更早地介入。因此,姑息治疗和临床伦理道德,必须分清其各自的权限,然后共同优化患者的治疗。

Temel JS, Greer JA, Muzikansky A, et al. Early palliative care for patients with metastatic non-small cell cancer. *New Engl J Med.* 2010;363:733-742.

3.1.8 慢性疼痛的治疗

缓解疼痛一直以来都是一个非常重要的医学问题,与其他所有的医学干预治疗一样,应该基于医疗适应证,尊重患者的权益。然而,疼痛缓解也有些特殊的问题,主要是客观的身体疼痛的原因是很难识别的,患者经常会有没有明显生理病因的疼痛,治疗这样的患者很不容易。

案例:现年42岁的T.W.先生是一名保险经纪人,他在去看医生时抱怨说有严重的疼痛,并且几个月来一直慢慢侵入,现在这种疼痛不间断地游走于身体的各个部位,从背部稍上的地方到肩膀,再从背部稍下的地方到下肢,稍微站一会儿就十分难受。医生给他做了全面体检,还做了一些影像检查,没有得出明确的结果,建议他咨询神经科,同样没有什么结果。医生给他开了许多止疼药,也没有效果。T.W.的疼痛继续发展,甚至给他的生活造成了严重障碍。最后医生坦率地说:"我们找不出问题出在哪儿,你的疼痛是心理性的,也就是说是从心理而来,而不是身体,你真的应该看看心理医生。"

评论:慢性疼痛通常会造成治疗困难,因为常常不知道具体是哪个器官引起的,这也会引发伦理学问题,因为许多医生一旦怀疑患者的疼痛可能是心理问题所致,就倾向于忽略患者的躯体障碍或者认为患者装病。患者常常抱怨医生们不重视他们的感受,认为他们的疼痛是不真实的或者是臆想的,但是对患者而言即便有造成感觉疼痛的心理因素,疼痛是真实存在的,医生不应该用这种方式将患者打发走,而应该帮助缓解症状,咨询疼痛治疗方面的专家和心理医学方面的专家。应建议患者在缓解疼痛时辅以心理咨询,而不是以心理治疗替代合理的药物治疗。如果进行了诊断和治疗后疼痛依然存在,且医生没有足够的证据证明患者装病,可以肯定地说患者经历的是慢性疼痛。所需要填写的表格有时很难,因为填写表格时通常需要证明导致疼痛的病因,所以要填写这类表格,医生应该给出真实的、完善的临床信息。

3.2　增强医疗

从传统医学上来说,医学技能是服务于疾病治疗的,现在渐渐地被用于其他的一些情况:为满足患者需求的整容手术,以获得更吸引人的外貌;为身材矮小的人注射生长激素以增加身高;用药物来提高性能力和精神的敏感性;以及类固醇类药物用于增强运动员的体力。如何使这些额外增强能力的方法与医学目标相符合? 他们会向医生提出特殊的伦理学问题吗? 关于这一问题的讨论通常要区分是以治疗疾病为目的还是以额外的补充治疗为目的。治疗是为应对使人失去正常功能的生理或者心理上的缺陷。增强医疗是增强人的某种正常功能,使其高于正常水平。由于在这些描述中"正常"的定义十分含糊,我们很难明确区分这两种作用,因而也就很难发现对意识形态所造成的影响。

治疗与通常的医疗程序联系更为密切,因为治疗是为解决某种已确定的缺陷,如生长激素在临床上用于治疗生长激素缺乏。增强医疗,从另一方面讲,并不会医治某种明确的缺陷,它只是为了满足患者或者其代理人的意愿,如父母要求给他们个子矮的孩子打生长激素针剂。

这些额外的渴望可能源自某些动机:例如获得竞争优势,提升自身形象及自尊,或者在同龄人群中获得平等对待。这些医疗形式引起了是否医疗适应证仍然存在的讨论,人们对此提出了很多伦理问题:首先是否会使资源分配不公平,因为有能力负担额外费用的人就会拥有竞争优势;纵容不良的文化习俗,为了理想化的体型而去整形美容;干扰社会规范,甚至涉及运动员竞技的公平性,等等。某些人认为增强医疗已经沦为一项让执业医师致富的暴利性商业活动,也有人认为患者心理获益可能显著地提升他们的生命质量。由于这些情况所提出的伦理学问题引起很大争论,因此,虽然许多项目已纳入医疗的日常活动中,如美容整形、开具有增强性功能的药物,医生应该明白有些方法游离于医药传统目标的边缘,并且可能会对社会和个人带来负面影响。

Murray T. Enhancement. In: Steinbock B, ed. *The Oxford Handbook of Bioethics.* New York, NY: Oxford University Press; 2007: chap 21.

Parens E, ed. *Enhancing Human Traits: Ethical and Social Implications.* Washington, DC: Georgetown University Press; 2000.

3.3 生命质量的受损和维持生命干预

关于生命质量的问题通常出现在患者疾病十分严重、需要接受生命支持治疗的时候,此时生命质量评估和有关生命支持治疗的考量之间的关系是很重要的。

3.3.1 问题5——生命质量评估是否会引发改变治疗方案的问题,例如放弃维持生命治疗?

生命质量受损可以体现在很多方面,我们提出三种不同的形式,对出现在临床伦理学中的生命质量受损进行描述:生命质量受限,生命质量严重降低和极度降低。每一种形式在临床决策中都有使用。

(1) 生命质量受限:描述患者存在严重的精神或者生理缺陷的情况,即患者的身体功能与正常人有差别,由于自身的缺陷,一种或者多种正常能力受到限制。在这种限制的基础上,患者的生命意义得到评估,这种评判可由患者自己或者其观察者来进行。当观察者和患者做出的评判可能不同时,患者自己的意见更为重要。如截肢者、截瘫患者和那些学习障碍的残疾者等。通常认为尽管身体有缺陷,但他们有很好的生命质量。支持和提高受限的生命质量是医学的目标之一。

案例:Cope 女士是一位糖尿病患者,同时合并有多种其他的疾病,她认为她的生活虽然受限,但还是有价值的,而观察者们可能会有其他看法。

(2) 生命质量严重降低:是指患者的基本身体情况已经十分严重或者不可逆地恶化,身体功能严重受限,几乎不能与他人交流,并且感到不舒服和疼痛。

案例:一位完全精神错乱的 85 岁老人久卧在床,患有严重的关节炎、褥疮,且呼吸功能受损。他要靠胃管进食,需要服用大量止疼药。

评论:该描述与以前对这个患者的描述不同,当时患者还有知觉和反应,现在已经基本丧失与他人交流的能力。对于一个观察者来说,并不希望遇到这种情况。同时,我们使用"严重降低"而不是"受限"一词,是因为在大多数生命质量受限的情况下,患者可以是一个积极的参与者,而在生命质量"严重降低"的情况下,患者几乎不能积极地参与。

(3) 生命质量极度降低:合理而客观地描述了身体极度乏力,并伴有相对完全且不可逆的感官和智力活动丧失的患者的状况。

案例:Care 先生在心肺活动停止后经历了 15 分钟的缺氧状态。4 个星期后,他仍然没有恢复意识。医生认为他处于植物状态。

评论:这种对生命质量的分类不仅仅描述了交流能力的丧失,也描述了神经病学上处理感觉输入和精神活动的能力。我们认为严重且持续的能力丧失是生命质量极差的表现。在这种情况下,只有观察者的看法才有助于这种状态下做出价值评估(患者缺乏表达意愿的能力)。一些观察者认为此时患者已经没有生命质量,因为患者没有能力产生满足感,其他观察者则认为这样的生命,不论有无生命质量,都有价值。这些考虑都与临床上对植物状态的诊断有关,详见 3.3.3。

我们注意到大部分人如果要做出选择,不会觉得严重降低的(2)或极度降低的(3)生命质量是令人期待的。有研究显示,大部分人在被问及对以上情况的看法时,都认为这些情况下"不值得活"或者"生不如死"。因此,由于没有人给出相反的观点,我们将(2)和(3)的情况划为客观上不令人期待是有一定道理的。这是一种审慎的假设,因为人们在设想某一情景时和在真正经历时似乎会做出不同的决定。而且,我们不会仅仅以这种假设为基础做出决定,致使患者走向死亡。第一、第二和第四章所阐释的情况必须在做出均衡治疗的决定时予以考虑。

Patrick DL, Pearlman RA, Starks HE, et al. Validation of preferences for life-sustaining treatment: implications for advance care planning. *Ann Intern Med.* 1997;127:509-517.

3.3.2　严重下降的生命质量

生命质量处于这种境地的患者可能需要干预来延长生命,随之而来的伦理学问题是拥有这样生命质量的患者在伦理学上是否允许其终止生命支持的干预。

案例1:34 岁的已婚女士 A.W. 有三个孩子,有硬皮病和手指脚趾溃病病史。此次她被诊断出肾衰竭,右脚大脚趾和左手的几个手指情况已经恶化。几天后,她同意行截肢手术,截取了右脚大脚趾和左手的大拇指及食指。术后她间歇性地陷入昏迷状态,同时患上了肺炎,并使用呼吸机辅助呼吸。左手剩下的手指情况也开始恶化,需要进一步截肢,不幸的是她的肾功能开始恶化了,需要接受血液透析治疗。主治医生说:"谁想过这样糟糕的生活?"他问自己是否应该给她进行透析、继续呼吸机辅助治疗。

案例2:84岁的 B. R. 先生住在疗养院。5年前,他被诊断患有阿尔茨海默病。他靠轮椅行动,不能有意识地回答别人的问题。他常常很不安却不会表达,之前也从来没有表达过他对治疗的意愿。除此以外,他的身体很健康。但是给他喂食很困难,因为他经常会被呛到,并经常呕吐。在过去一个月,他接受过几次抗生素和雾化治疗吸入性肺炎。他常常在夜里剧烈咳嗽,伴有喘息,体温37.8摄氏度,医生诊断他患有吸入性肺炎。他还应该继续住院治疗吗?

案例3:Robert Wendland 先生由于驾驶卡车超速导致车祸,使脑部严重受伤。他昏迷了16个月才恢复意识。经过6个月的康复治疗,Robert依然有严重的认知缺陷,情绪波动大,并且身体出现了残疾。他可以回应简单的指令,不连贯地通过是或否来交流,做简单的肢体动作,如划圈和写字母 R。虽然能回答简单的问题,但他拒绝回答是否希望死亡这个问题。一位会诊的神经学家将他的情况描述为"最低意识状态……只有一些认知能力"并且有能力"回应周围的环境",但不能"以一种更加积极的方式"与其"互动"。Robert 需要通过空肠造口管进食,先后三次更换插管,这之后他的妻子拒绝再进行手术干预,医生和伦理委员会都同意了,而他的母亲和姐姐则坚持继续治疗。

评论:在案例1中,A. W. 女士面临严重的身体缺陷和康复问题,这使观察者做出评价,"没有人想这样活着"。当然,此时无法由 A. W. 女士来证实,A. W. 女士有进行性疾病及与之相关的其他问题。这些问题,可以通过有效的药物治疗和康复来解决。此外,她自己也同意做第一次的截肢手术,这意味着她愿意带着这些缺陷生活下去。在手术之前她活泼的个性也使医护人员相信她有能力应对康复和后续生活中遇到的问题。即使在她住院期间,一些观察者观察到她似乎有严重的生命质量下降,A. W. 女士仍应该被视为是生命质量受限的患者。

在案例2中,B. R. 先生被转到社区医院,熟悉病情的接诊医生与伦理委员会主席联系。因为 B. R. 先生的喜好不被人们所知,而且也没有代理人。医院要求法庭指定监护人,伦理委员会主席根据医疗适应证指定他的主治医生治疗 B. R. 先生直到指定监护人到位。

案例 3 是经加利福尼亚最高法院(Wendland, 2001)判决的真实事件。案例中,Wendland 先生的状况被诊断为"最低意识"。这个诊断术语描述了意识状态严重改变,还没有达到昏迷或者植物状态的患者状态。它包括从有意识、有一些交流能力的状态到没有意识、没有交流能力、近似于植物人的状态。这个状态比严重限制的生命质量状态还要差。不过观察者们,也就是医生们,监护人和患者家属不能决定他的生命是否不值得继续维持下去。

建议:在案例 1 中,继续给 A. W. 女士治疗从道德层面讲是必须的。主要的医疗目标是可以达到的,虽然她现在的意愿并不确定,可以推测的是她希望继续接受治疗。许多人在这种生命质量受限的情况下也活得很成功,很幸福。她的生命质量会受到限制,但不是处于严重受限或者低于最低限度的状态。假设没有理性的人愿意活在这种状态下,由 B. R. 先生的案例证实,而不是 A. W. 女士的案例。

在 B. R. 先生的案例中,出于伦理方面的考虑,必须明确什么对于 B. R. 先生最有利。因为无从得知 B. R. 先生如何考虑他的生命质量,所以任何关于他生命质量的评价,都是基于生理学上的事实,因此有很大的局限性,所以也应当评估患者处于生理和心理上极端受限的生活状态,以及为了维持生理功能而接受的痛苦的侵入性的干预。如果 B. R. 先生活了下来,他的生命质量甚至会进一步恶化,他很有可能因为误吸而复发。以后的生命质量将成为一个相对伦理性的考虑,任何一个医生或者是指定的代理人必须仔细考虑关于其治疗的替代方案。

我们认为,在接受几次肺炎治疗仍有复发的迹象的情况下,停止对 B. R. 先生的肺部治疗在道德上是允许的。同时胃管喂食会影响呼吸,且有感染的风险。此外,临床证据也表明有重度痴呆,需要靠胃管进食的患者很难获得更好的营养状态,也不会比不用胃管进食的类似患者活得更久。因此,由于人工喂食物和水很可能是徒劳的,放弃这种做法是合理的(见1.2.2)。不过,严重下降的生命质量也是用来支持这些临床决定的一个重要因素,我们没有义务帮助延续一种不可能带来满意结果且只会产生痛苦和不幸的生命形式,可以说一个理性的人不会选择这样活着。

在案例 3 中,我们认为在 Wendland 先生无法明确给出偏好的情况下,我们有必要继续给他治疗。加利福尼亚法院不同意监护者停止给她换胃管,但是很遗憾的是在决议出来以前,Wendland 先生就去世了。严重下降的生命质量本身不足以作为放弃延续生命的理由,还必须有更明确的证据,例如提前写下的体现患者意愿的指令。

3.3.3　极度降低的生命质量

极度降低的生命质量指患者有严重的身体衰弱,完全或者不可逆的失去感觉和智力活动。从定义上看,这一评价不是个人感受得出的,因为任何处于这种状态的人都不能感知、理解和评价自己的状态。

案例:患有多发性硬化症的 Care 先生住在家里,他突发呼吸骤停,并伴有革兰氏阴性菌肺炎和败血症。在急救车到达之前,他缺氧 15 分钟,经过心肺复苏后被送到医院进行呼吸机辅助呼吸治疗。3 周以后,Care 先生没有恢复意识并且仍然依赖于呼吸机辅助呼吸。一位神经科专家说从 Care 先生的神经系统症状来看,他可能成为植物人,局部恢复的机会很小,他还认为 Care 先生很可能发展成永久性植物人。Care 先生的家属希望撤除呼吸机。撤除了呼吸机的几个月之后,神经病学专家确认他还处于植物状态。他没有来得及在接受治疗时表达自己的意愿,是否应该继续给他进行呼吸机辅助呼吸治疗?

评论:

(1) 从大脑功能的角度讲,Care 先生没有死亡。虽然他永远失去大部分大脑皮层功能,他的脑干仍在活动,仍然有呼吸、心跳和许多脊神经反射。因此,从法律上讲,他没有死亡(详见 1.5)。

(2) 需慎重使用"植物状态"这个诊断,尤其是当联用"持续性"或者"永久性"等词语时。现在将"植物状态"用于描述在头部外伤或者缺氧损伤后出现的神经病学的状态,指患者从昏迷中苏醒,但是没有自我或者环境意识。处于持续性植物状态的患者下丘脑和脑干仍有活动,同时也有脊神经反射。他们的临床反应显示有眼睛运动(但很难追踪)、瞳孔对光反射、窒息和咳嗽反应,躯干和四肢运动。此类患者也有睡眠与清醒的循环,有时也会做鬼脸、咧嘴笑、呻吟或者啜泣,有无意义的发音等。如果这种状态存在了几个月则被称为持续性的植物状态。当一些神经病学家判断这个状态不可逆时,他们会使用术语"永久性的植物状态"。永久性的植物状态是一种神经病学的预后,是指"人持续完全失去自我认知,伴有睡眠/清醒循环,自主能力依然相对不完整的状态。这个情形可以出现在急性、严重的双侧大脑损伤后或者作为进行性痴呆症的最后阶段"（Jennett，2002）。在大脑缺氧损害 3 个月之后和脑外伤 1 年之后，可以预测植物状态是否是永久性的。大部分这样的患者不需要呼吸支持，但是需要人工营养。其他神病学家拒绝使用术语"永久性的植物状态"是因为预后是不一定的，有极少的病例显示有患者从植物状态中恢复意识。

处于植物状态的患者的临床特征是会睁眼，肢体移动，打哈欠和睡眠/苏醒循环。由于这些征象是在确诊植物状态之后出现的，观察者尤其是家属易将这些非认知性的行为作为苏醒的标志。更复杂的情况是某些患者从植物状态中苏醒，当有证据证明患者出现自我或者环境意识，有言语表现，简单但是重复的回答命令或者问题时，可以临床诊断"最低的意识"。然而，有最低意识的患者仍然缺乏抵抗力并处于严重残疾的状态。尽管康复治疗的研究在不断进展，我们仍然对如何有效地治疗这种状态知之甚少。Robert Wendland 的案例阐明了对最低意识状态的混淆和争论。

（3）注意不要将永久性植物状态与另一种神经状态——"闭锁综合征"相混淆。在后一种情况下，中脑的创伤损坏了掌管运动和交流的神经通道，患者有感知和意识，但是由于脑损伤无法产生反应并与人交流。对这种状态进行鉴别诊断需要咨询神经科专家。

Ashwal S, Cranford R. Medical aspects of the persistent vegetative state—a correction. The Multi-Society Task Force on PVS. *New Engl J Med*. 1995; 330(21):130; 330(22):1572.

Giacino JT, Ashwal S, Childs N, et al. The minimally conscious state: definition and diagnostic criteria. *Neurology*. 2002;58(3):349-353.

Jennett B. *The Vegetative State: Medical Facts, Legal and Ethical Dilemmas*. New York, NY: Cambridge University Press; 2002.

Lo B. The persistent vegetative state. *Resolving Ethical Dilemmas: A Guide for Clinicians*. 5th ed. Philadelphia, PA: Lippincott Williams & Wilkins; 2013: chap 20.

评论：这一案例与 1.1.2 部分 Care 先生的情况大不相同，Care 先生是即将死亡，此时进一步干预无助于实现医疗目标，因此停止继续治疗的做法变得合理。这个判断是基于治疗无效的概率很大，而在本案例中的 Care 先生既没有死亡也不是即将死亡。就算他的肺炎好转，能够拿掉呼吸机，他也无法从其他疾病中恢复，也不会回到有意识、能进行交流的精神状态。但是如果拿掉呼吸器，Care 先生可以自己呼吸，可以继续以永久性植物人的状态生活。

　　建议:我们认为,停止呼吸辅助和其他延续生命的治疗措施从道德上讲是可接受的,这项建议必须传达给家属并得到他们的肯定,如果他们不同意,那么医院关于不利原则的治疗政策应该被启用(见1.2.2),我们认为这个案例集三个特点于一体,使得这一决定有合理性:

　　(1) 除了维持生命体征的生命支持治疗之外,没有其他的治疗方法可以改善患者的预后。我们不认为仅这一个就可以成为一个主要的独立的医疗目标。生命支持,主要是呼吸机辅助呼吸,也并不是"无用的",但是没有其他的医疗干预能使患者受益(见1.2.2和3.3.4)。

　　(2) 我们并不清楚患者的选择,可能她的想法与我们的设想相悖,她可能希望停止延续生命。通常对患者最佳利益的判断要服从于他们的意愿。然而,在不可挽回地失去认知能力的状态下,个人无法再有任何"利益";也就是说无论发生什么情况,患者的生命质量都不会提高,也无法对任何事物或环境做出评价。因此,如果患者不能真正获益,延续生命的干预不是必须的。

　　(3) 患者不具有对他的状态表达自我感受的能力,已经丧失了生命质量最基本的要素,即满足感。

　　(4) 综合这三个道德判断(第一章"医疗适应证",第二章"患者意愿",第三章"生命质量"),我们有理由得出结论,医生没有义务继续进行生命维持治疗。当患者除了维持器官功能这个目标可以实现外无法获益,没有可以实现的医学目标,并且没有证据证明患者会选择继续活着,所以医生没有义务持续进行医学支持治疗。可能有其他的原因,例如家属希望看到他们所爱的人活着,在这个情况下,在有限的时间内继续治疗是合理的。

　　案例(续):尽管 Care 先生成了永久性植物人,但他出现了无尿和肾衰竭。他应该进行透析吗?

　　评论:

　　(1) 案例中的这种情况是关于不进行某项干预而非停止某项已经开始的干预的问题。许多干预是在十分合理的情况下开始的,在那个阶段,实现治疗的目标仍然是可能的。当这些目标不能实现,并且还有其他方面需要考虑的时候,尽管无法了解患者的意愿,当生命质量低于最低限度时,仍可以停止干预。

　　(2) 医生在决定开始或者停止治疗之间可能存在情感上的差异,有的医生可能觉得停止一项正在进行的干预比不开始一项新的干预更难。

开始干预预示着有一定的希望。如果医生努力了,患者还是为病魔所困扰,那么医生会觉得自己已经尽力了,没有遗憾。可是如果取消治疗,医生可能觉得自己对后续的结果负有责任,即使他从道德或者法律的意义上讲根本就没有任何责任。这些个人的情感十分强烈,尽管它们可能改变不了最后的决策——在这些临床环境下,避免开始干预或者停止干预都是合适的选择。

（3）在决定停止干预性的治疗之后,新的医疗问题,如感染或肾衰竭可能促使医生开始一些治疗以应对这些问题。这显然是不合理的做法,除非这项干预有更符合这一情况的其他目标,如为让即将死去的患者感到舒服些。

（4）术语"不升级治疗"（do not escalate,DNE）有时候被引入到这个讨论中。当有意减缓或停止没有指征的治疗时,DNE可能会让人感到困惑。因此,许多临床干预可能会被放大或缩小。例如DNE的一般性术语可能不会为家庭成员和护士提供有用的指导。除非患者十分明确地说明,否则这个术语不应该被使用:参考我们关于心肺复苏（CPR）的讨论（见1.3）

建议:在关于Care先生案例的两种观点中,放弃和支持治疗的决定都是合理的。停止和开始干预之间没有道德或者法律上的区别,这是医疗伦理学家普遍赞同的观点,并且有许多司法决议作为支撑。我们认为在相同的医疗适应证、患者的偏好和生命质量情况下,停止和开始之间没有显著的道德区别。

3.3.4　人工给予营养和水分

人工给予营养和水分是指当患者无法通过嘴巴摄取营养时,将含有热量、蛋白质、碳水化合物、脂肪和矿物质的液体,通过鼻胃管或者胃造口管输入患者体内以维持代谢功能。这主要用于照顾患有头、颈部肿瘤或者肠胃功能紊乱、术后或者陷入昏迷、神志不清、处于植物状态的患者。

案例:Care先生在呼吸骤停陷入昏迷后开始接受静脉注射和营养输入。在判断他成为永久植物人后,可以停止这些措施吗? B.R.先生的心理状态恶化,现在处于死亡边缘,对言语或触觉刺激没有回应,还应该给他用鼻饲管吗? 在这两个案例中,除非给予营养和水分,否则患者会死于营养不良和缺水。有必要将这些措施与从道义上讲可以停止的呼吸支持、透析或者用药措施区分开吗?

Lo B. Tube and intravenous feedings. *Resolving Ethical Dilemmas: A Guide for Clinicians.* 5th ed. Philadelphia, PA: Lippincott Williams & Wilkins; 2013: chap 18.

评论:这个问题引发了不少讨论。一些学者认为进食是最基本的人体功能,也是治疗的手段,它不应该停止。他们也指出放弃这些做法会直接导致患者因为饥饿或缺水而死亡。他们质疑剥夺这种给予生命垂危患者的最基本关怀会产生的社会影响,使得无助的患者被剥夺生存的机会。其他伦理学家认为持续疼痛、不适、无移动能力、缺乏意识和交流能力是所有人不想面对的,这些负担淹没了生命的种种益处,使得生命没有再延续的必要。此外,继续提供营养和水分可能给垂死患者带来不良影响,如水分过多引起不适,影响呼吸,或插管处引起感染。而且,没有研究表明相较于不给予营养,给予营养可以改善重度痴呆患者的营养状况并且延长生命。最后,人们普遍认为营养和水分缺乏不会引起严重衰弱患者,更别说失去感知能力的患者的饥饿感。另外,由于体内代谢下降,垂死的患者可能停止进食。

犹太学者和天主教神学家们强烈支持为即将死亡的患者提供营养,然而他们也同意在某些情况下,可以停止给予营养和水分。犹太学者认为如果患者因饱受疼痛的折磨而十分痛苦,并处于生命的最后阶段,即将死亡,可以允许撤除人工营养支持。天主教神学家们一致认为支持治疗所带来的负面影响超过所得利益时,可以停止给予营养和水分。《天主教医疗服务道德和宗教指导》(2004)指出:“我们的前提是向所有的患者提供营养和水分……只要这样带来的获益大于给患者带来的负担。”2004 年 3 月,教皇 John Paul II 声明,即便是对永久性植物人来说,给予营养和水分都是最基本的护理方式。然而,2004 年 11 月,他又重申,所有的治疗决定应当以合理原则下的获益/负担评估为准(见 3.3.5)。在伦理和宗教的宣言中强调为濒死患者提供营养和水分的义务已经做出了改变,但是同时,传统的一些无效的和累赘的治疗仍然被保留。

Hamel RP, Walter JJ, eds. *Artificial Nutrition and Hydration and the Permanently Unconscious Patient. The Catholic Debate.* Washington, DC: Georgetown University Press; 2007.

U.S. Conference of Catholic Bishops. *Ethical and Religious Directives for Catholic Health Care.* 5th ed; 2009. www.usccb.org/ Ethical Religious Directives. Accessed February 8, 2015.

在我们看来,从伦理学角度出发决定放弃人工营养和水分支持治疗在以下情况下是合适的:①除了维持器官功能没有其他医学目标是可能实现的;②现在或者将来患者缺乏能力来表达他的意愿;③患者之前没有表达过在这种情况下持续给予食物治疗的意愿;④患者所处的状况决定即使停止干预措施也不会引起他的不适和疼痛。尽管我们认为关于这个问题有很多其他的意见,但是给予营养和水分在伦理学上是否合理应该进行评估,评估患者负担和获益的比例(见3.3.5)。

建议:在我们看来,依 Care 先生的情况,停止营养和水分供给在伦理上是可接受的。他成了永久性植物人,没有恢复意识的可能,没有任何感觉。他不会因饥饿或者缺水而感到不适。而对于 B. R. 先生的情况,争议就更大了,一些评论者可能注意到,虽然 B. R. 先生完全痴呆,他仍然有感觉;他不断呻吟,感到不安,这说明他不舒服。若停止提供营养和水分会加剧他的痛苦,这是不可取的。然而,对于这样衰弱的患者来说,停止营养供给不太可能给他带来严重的疼痛或者不适,只是可能加速他的死亡。因此,我们认为可以停止提供营养和水分,并开始令其感到舒适的治疗措施。

Beauchamp T, Childress J. Nonmaleficence. *Principles of Biomedical Ethics.* 7th ed. New York, NY: Oxford University Press; 2012: chap 4.

Downie R, ed. *Palliative Care Ethics: A Companion for All Specialties.* 2nd ed. New York, NY: Oxford University Press; 1999.

Menzel PT, Chandler-Cramer MC. Advance directives, dementia, and withholding food and water by mouth. *Hastings Cent Rep.* 2014;44:23-37.

3.3.5　均衡治疗的伦理学原则

之前我们已经提到了均衡的伦理学原则。很多伦理学家支持伦理上的合理性——平衡治疗的获益和带来的负担。这种形式的合理性被称为均衡性,即医学治疗在伦理学上是强制性的,因为其可能给予患者更多获益而不是负担。均衡性明确地表达了有利原则和不伤害原则。它也包括了自主性原则和对生命质量的满足,因为这个术语所代表的获益和负担可以包括所有这些伦理学因素。

均衡性是在伦理学上提供强制性的一个建议或者一个医学干预:它是对预期获益的评估而不是伴随的负担。尽管获益-负担比是医学决策制订的一个本质问题,但是应该注意到均衡性支持这种合理的形式,甚至是在生命-死亡的决策中,也经常被认为要排除这种计算以尽全部义务来保留生命。事实上,一些患者将死亡看成一种获益。均衡性表达了没有完全的义务去保留生命,这个强制性只有在患者的生命被认为获益大于负担时才保留。这个判断通常由患者家属、监护人和临床医生决定,但最好是由患者本人决定。

患者有优先决定均衡原则的权利,也就是说患者有权决定什么是利,什么是弊。不过,均衡原则也可用医疗适应证来权衡。医生必须决定利弊比以给患者或帮助患者做决定的代理人提出适当的建议。均衡原则使用时必须考虑生命质量,从患者或者患者代理人的角度去考虑,活着可以使患者感到满足,还是会成为患者的负担,患者是否会拒绝。

在临床评估中人们经常听到诸如"开始治疗仍然是可以接受的,但是一旦开始治疗,就不能停止或者放弃了"或者"拔管是积极安乐死还是消极安乐死"。大部分伦理学家现在觉得这些区分很混乱,令人困惑。临床伦理工作中经常讨论例如不作为或者委托,保留或者撤除治疗,积极或者消极治疗,一般或者超常治疗,因此带来了很多争执。我们建议将均衡原则代替其他在医学伦理学中用于决定是否停止生命支持的方式。

Beauchamp TL, Childress JF. Distinctions and rules governing non-treatment. *Principles of Biomedical Ethics*. 7th ed. New York, NY: Oxford University Press; 2012.

President's Commission for the Study of Ethical Problems in Medicine and Biomedical and Behavioral Research. Elements of good decision making. *Deciding to Forego Life-Sustaining Treatment*. Washington, DC: US Government Printing Office; 1983: chap 2. https.//bioethics.georgetown.edu/library. Accessed February 11, 2015,

3.3.6　放弃生命支持的法律后果

基于对生命质量的判断而停止医疗干预致使患者死亡有可能需要承担法律后果。在第一章中讨论的有关终末期治疗的案例中,患者即将死亡,进一步的治疗也不能达到较好的医学目标。在第二章中讨论的案例是一位有行为能力,但是生理功能逐渐衰退的患者。这一类型的案例一般不会产生法律问题,除非有其他人,如患者的亲属或者另一位医生声称医学无效的判断是错误的或者无视了患者的意愿。在这个章节描述的案例中,患者可以依靠使用呼吸机、透析或者其他干预而存活,但是由于患者生存状态缺乏质量,医生建议停止给予干预措施。

　　以生命质量为中心的案例可能比第一章和第二章中的案例更容易产生法律问题。现在,在不知道病危患者的意愿时,允许一个可以活下来的人死亡,从法律角度上可能被视为是杀人,尽管传统的杀人定义中并不包含由现代医疗技术所导致的问题,医生仍可能因为同意或没有反对另一人提出的停止治疗的决议而被控谋杀或者过失犯罪,或者被裁定为参与这一非法决定的同谋。有许多涉及此类问题的法律案件接受了审理。我们在3.3.7提供了一些代表性的建议。

　　正如现在所理解的那样,我们认为当医生建议停止或者撤除延续生命的干预时,除非在某一司法领域中存在与之相悖的特定法律条例,有四种特殊情况是合法的:①可以断定进一步干预治疗除了维持器官的生命之外,不会达到任何医疗目标;②无法知道患者的意愿,且患者无法表达自己的意愿;③生命质量严重或者极度下降,如同3.3.1和3.3.3中所述;④家人同意。我们之所以这么认定是因为尽管法律条例上含糊不清,但是目前出现的大部分主要案例都可以肯定在这些情况下,允许患者死去在法律上是正确的。地方和国家医学团体,尤其是医学会都以各种形式的条例体现了这几种情况。最后,各机构应要求其法律顾问依据法律和现行的一些条例为医疗人员提供明确的指导,医院的伦理委员会也应该制定相应政策,指导临床医生处理工作中遇到的伦理问题。

3.3.7　关于放弃生命支持的司法决定

　　现将与这案例相关的一些重要的司法决定总结如下。这些总结十分简洁,考虑到法律的复杂性,仅供读者了解案例的名称和主要事件。详细信息和适当的法律引用可以在很多地方找到,以下是参考文献。

AMA. *Council on Ethical and Judicial Affairs Reports*. Chicago, IL: AMA, issued ad hoc. http://www.ama-assn.org/ama/pub/about-ama/our-people/ama-councils/council-ethical-judicial-affairs/ceja-reports.page. Accessed February 8, 2015.

Lo B. Legal rulings on life-sustaining interventions. *Resolving Ethical Dilemmas: A Guide for Clinicians*. 5th ed. Philadelphia, PA: Lippincott Williams & Wilkins; 2013: chap 22.

Meisel, A. *The Right to Die*. New York, NY: Wiley; 1998.

Menikoff J. *Law and Bioethics*. Washington, DC: Georgetown University Press; 2001.

　　这一方面的司法决议可以分为两类:①有行为能力的患者表达停止治疗的意愿;②无行为能力的患者的代理人希望终止治疗。

有行为能力的患者。1984 年加利福尼亚州法庭决定,加利福尼亚法律所赋予的隐私权涵盖允许患者拒绝所有的医疗干预,包括一旦停止会立刻导致患者死亡的治疗(*Bartling v. Superior Court*,1984)。这个案例涉及一位 70 岁老人,他患多种慢性病,包括肺气肿、肺部恶性肿瘤。患者要求拔掉呼吸设备,但院方拒绝了,担心一拿掉设备患者就会死亡。法院站在患者一边,认为有行为能力的患者和陷入昏迷且生命垂危的患者同样有权停止生命支持。

1990 年,美国最高法院声明有行为能力的患者享有宪法保护的权利拒绝治疗,将加利福尼亚法院赋予的权利扩展到了美国全国(*Cruzan v. Missouri Dept. of Health*,1990)。美国最高法院表示这个权利是依据第 14 修正案中的"自由"项而来,而加利福尼亚法院则是依据加利福尼亚州宪法的隐私条款赋予了这一权利。不论权利的来源如何,最终的结果是一样的:有行为能力的患者决定是否治疗的权利得到保证。虽然法院指出国家有保护患者生命的权利,防止患者自杀,以及保护第三方的利益和医疗行业的操守,但是在涉及有行为能力的患者的案例中,鲜有出现。一些法律学者认为一个有行为能力的患者拒绝延续生命治疗的权利是"绝对的"。不过,司法决议中,只有当患者处于疾病晚期时,这一权利才普遍适用。

无行为能力的患者。第二类情况涉及的患者没有行为能力,不论是由昏迷造成的,还是智力迟钝,或者由其他缺陷造成的,都属于这类。昆兰事件中(1976),新泽西最高法院认为当患者无法恢复到"有意识和明智状态"时,患者隐私权包括拒绝只能延长生命的呼吸支持。原告是一位处于永久性植物状态的年轻女子的父母,他们希望法院同意拿掉延续女儿生命的呼吸器。法院裁决认为,监护人可以代表患者行使这一权利,且在生命支持停止后,若患者死亡,医生的决定,即患者不会再恢复到"有意识和明智"状态,加上医院伦理委员会的赞同都可使医生和院方免于民事和刑事责任。

这种将无行为能力患者拒绝治疗的权利与有行为能力患者的权利等同的观点在许多司法领域一直延续到 20 世纪 80 年代中期。上述所提及的 *Cruzan v. Missouri Dept. of Health*(1990)决议,是第一例美国的高等法院裁决"有权死亡"的案例,进一步澄清了这个问题。此前,密苏里最高法院否决了永久性植物人 Nancy Cruzan 的父母请求法院同意将人工喂养管从女儿身上移除的请求。美国最高法院认为给予营养和水分的人工喂养,与呼吸器等医疗干预措施一样可以应患者要求停止。对无行为能力的患者来说,法院认为各州可以制定自己的标准,判断证据是否足以证明如果有表达能力,此时无行为能力的患者会表示放弃治疗。密苏里州采取了严格的"证据明确"标准,纽约在类似案件中的做法也是如此(*In the Matter of O'Connor*,1988)。在密苏里州,是否需要预先指令来满足这一标准,或者患者口头表达意愿是否算数都不清楚,纽约的情况也是如此(*In the Application of Eichner*,1979)。法院认为无行为能力的患者在有行为能力时做出的关于呼吸器的决定足够用来作为患者同意移除呼吸器的证明。美国最高法院令密苏里州审判法庭重审 Cruzan 案:法院发现 Nancy 在事前对朋友说的话可以成为明确的证据。

在 Terri Schiavo 案中(Florida 2003),一位 41 岁的妇女在心搏骤停导致缺氧性脑损伤后已经处于植物状态 15 年了,佛罗里达州最高法院根据 Schiavo 丈夫和监护人的证词——即他妻子表示在这种状况下她不愿意延续生命,下令停止人工喂养。有些州的证据标准不那么高,虽然相对于 Cruzan 案,各州明显可以采取更高标准。在 Terri Schiavo 父母的多次诉讼之后,尽管在佛罗里达州州长、美国国会和总统的干预下,之前佛罗里达州最高法院所判决的关于撤除所有营养和水分供给的决定被所有州和联邦法庭所支持。

当涉及一个没有行为能力的人,而这个人的意愿无人知晓时,更难做出决定。如果患者从未有过行为能力,如自出生以来智力就严重不足的人,或者有过行为能力但从没有表达自己的意愿时,这种情况就出现了。对此,法院采取了两种方式处理。一些法院允许患者的代理人考虑患者的"个人价值体系",代替患者做决定(*In the Matter of Jobes*,NJ,1987)。这使代理人陷入了一种艰难的道德境地,他们可能会忍不住在做决定的过程中加入自己的价值观。目前,只有两个州认可近亲属在类似情况下做出的决定,还有许多州同意让关系亲近的朋友作为代理人。

在患者的意愿无人知晓的情况下,法院也支持"最佳利益"标准(见3.0.7),这也就是承认让患者死去可能符合其最佳利益。昆兰(Quinlan)决议明显符合这种决议,并且这种做法逐渐为人们所接受。当医生和患者家属已就是否停止治疗达成一致时,法院没有必要再干预。例如,在一个宾夕法尼亚的案件中,有两位医生都诊断出患者将无可挽回地成为永久性植物人,无行为能力患者的至亲家属可以不经法院许可要求停止生命支持(*In re Fiori*,PA,1996)。当患者亲属之间或者亲属与医生之间的看法存在分歧时,各方必须做出相互妥协或协商化解分歧。这可能包括征求伦理委员会的意见,进行伦理咨询,心理咨询,或者召开家庭会议。如果司法外的协商无效,最好通过法律诉讼来解决。

3.4　终末期患者的疼痛舒缓

3.4.1　问题6——在决定放弃生命维持干预后是否有计划提供镇痛的方法和安慰患者?

如果放弃治疗的建议由医生提出,医生解释清楚的前提下,患者或者代理人接受医生的建议,在适当的状况下应当制订继续姑息治疗的计划。最基本的治疗目标现在变成了缓解疼痛,保证患者的舒适和帮助患者平静地死亡。姑息治疗和疼痛缓解之前已经讨论过(见3.1.7)。然而在濒死患者的治疗中,一些特殊的伦理问题又出现了,比如关于缓解疼痛和加速或造成死亡之间很细微却至关重要的道德伦理区别。通过对止痛药的熟练应用可以提高晚期患者的生命质量。然而在医疗实践中,熟练使用止痛药仍然并不常见。姑息治疗医学,基于对疼痛的起因和治疗的研究,带来了新的临床选择,提供了一种介于侵入性、无效的医疗干预和对垂死患者治疗忽略之间的途径。我们之前已经讨论过治疗无效的问题(见1.2.2)。"善意"的忽视问题是由于医生对适当治疗的无知,或者因对药物成瘾的恐惧而忽视了适当的治疗,这是一种十分常见的做法。所有国家的医疗执业委员会都非常谨慎地对待医生滥用他们的权力开具成瘾性药物,有时还把这种谨慎带到可以采用合适的药物治疗疼痛的情况之中。目前,每年约有十万名美国人因处方成瘾性药物过量而死亡,这在一定程度上导致了医疗执业委员会的谨慎态度。这些过量的药物大多来自阿片类镇痛药,处方止痛药的误用和滥用是一个社会性、法律性和政治性的问题。这种药物的滥用会影响到疾病晚期疼痛患者合法获得阿片类药物,地方医学会与学术医学中心应该尝试协助医疗执业委员会在这个问题上采取平衡的政策。

试图获得适当缓解疼痛的治疗有另一个副作用,即导致患者意识模糊以及妨碍患者与家人朋友交流,这种结果可能会让患者及其家属苦恼,对医生和护士来说也是一个伦理上麻烦的问题。在这种情况下,应当敏锐地观察患者需求,结合专业的医疗干预管理,尽可能接近或达到期望目标,最大限度地缓解疼痛,同时最小化地减少患者的意识模糊状态,增加患者与家人朋友的交流。当然,如果患者能够表达自己的意愿,应该遵循患者的意愿行事。

采用阿片类药物缓解疼痛可能会导致呼吸抑制,增加死亡风险,不过这种副作用并不常见。伦理学上的问题在于为了避免药物引起的呼吸抑制,是否该减少止痛药的使用。缓解疼痛和延长生命都是治疗的目标,当延长生命的目标很难达到时,缓解疼痛和其他症状就成为患者治疗的最主要的目标。疼痛治疗药物和大部分药物使用一样有风险,在面对即将到来的死亡时,可以使用超出患者普通承受能力、具有更高风险的剂量。显然,缓解疼痛的目标不会仅仅因为这些副作用而受到限制。通过开始使用小剂量的阿片类药物,而后逐步加大至足够有效缓解疼痛的剂量,可以很大程度上将风险最小化。有一个伦理原则,有时称为双重效应原则,常被用来分析这种临床问题。

Jones CM, Mack KA, Paulozz LJ. Pharmaceutical overdose deaths. *JAMA*. 2013;309:657-659.
Olsen Y, Sharfstein JN. Chronic pain, addiction, and Zohydro. *New Engl J Med*. 2014;370:2061-2063.

3.4.2　缓解疼痛过程中的双重效应原则

双重效应原则,即人们可能面临做一项不可回避的决定,产生好坏结果掺杂在一起不可分离的情况。好的结果正是药物的目的所在,并在伦理上是可接受的,如缓解疼痛就是一个有益结果;坏的结果不是药物使用预期带来的结果,并且在道德层面上不令人满意,如影响意识,引起肺部感染。持这种观点的人认为在以下几种情况下,可以允许出现伦理上令人不满意的结果:

（1）行为本身是从道义目的出发,是好的或者至少是无害的,即出发点既不好也不坏。例如在一定状况之下,用药的目的算不上好也算不上坏。

（2）药物使用必须是以产生好的效果为目的,即便可以预见有不良效果。例如,医生的目的是缓解疼痛,而不是影响患者意识或者抑制呼吸功能。

（3）不能利用一种从伦理上不令人接受的效果作为产生伦理上可接受的效果的途径。例如,不能通过影响呼吸来缓解疼痛。

在大部分临床环境下,这些情况可以满足。使用阿片类药物的目的就是缓解疼痛。不过,在一些情况下,条件(2)会引起一个问题:医生和家属可能不仅希望缓解疼痛,还希望加速患者的死亡过程。如果说使用的剂量从临床角度来说是合理的,即只是用了能够有效缓解疼痛、消除焦虑和呼吸困难的剂量,那么缓解的目的是第一位的,这种行为是道德的。如果超过临床必要的剂量,那么加速死亡似乎就成了主要目的。若后者成为主要目的,这种行为就像安乐死,是不道德的。

Beauchamp TL, Childress JF. Intended effects and merely foreseen effects. *Principles of Biomedical Ethics*. 7th ed. New York, NY: Oxford University Press; 2012.

Sulmasy D. 'Reinventing' the rule of double effect. In: Steinbock B, ed. *The Oxford Handbook of Bioethics*. New York, NY: Oxford University Press, 2009. chap 5.

案例 1:Comfort 女士患有慢性肺部疾病和乳腺癌,并出现了癌性淋巴扩散和骨转移。她要求增加阿片类药物剂量缓解疼痛。她的肺部功能下降,当她疼痛缓解时,血氧分压(PO_2)为 45mmHg,血二氧化碳分压(PCO_2)为 55mmHg。Comfort 女士现在每隔 8 个小时服用两片 15mg 的吗啡缓释剂(24 时小时服用 90mg)。她要求服用更大剂量,但她的医生犹豫了,担心进一步服药会致使 Comfort 女士死亡,因为现在她的呼吸能力已经受到了影响。不过他还是让她每隔 2 个小时服用 10mg 速效口服吗啡(即每 24 小时服用 120mg)。

案例 2:一位 63 岁的癌症晚期女性患者患有大范围转移性食管癌,并且严重营养不良,由于胃造口管破溃患上了腹膜炎。纠正腹膜炎的手术没有成功,她的腹膜炎还没消除,且伴有严重腹痛。患者和她的家属决定使用吗啡镇痛。吗啡通过点滴的方式来给她止疼,并维持她与家人交流的能力。她还有呼吸动力和精神警觉方面的疾病。静脉滴注吗啡 6 天以后,患者不再有反应。她的丈夫问是否可以加速必然的死亡。主治医生将剂量加大到了 20mg/h。患者陷入了昏迷,2 小时后死亡。

评论:患者及家属要求静脉滴注吗啡以缓解疼痛,并知道这会增加呼吸抑制的风险。有必要指出的是,总的来说,止痛药物专家们认为阿片类药物剂量的最大限度不是绝对的:每个案例中,医生根据患者的情况选择不同剂量。不过,案例 1 中的剂量似乎保持在缓解疼痛的水平。这是双重效果原则的合理应用。案例 2 中的剂量起初是合理的,后来增至促使死亡的水平。此时就出现了关于安乐死的道德问题。

3.4.3 缓解性的镇静

术语缓解性的镇静(有时称为终末期镇静)已经被用于终末期患者治疗的讨论之中。缓解性的镇静指的是镇痛药的使用,其副作用是可能加快死亡。将其描述为"即刻死亡的镇静"可能更好,并且其已被双重效果原则所证实,如 3.4.1 中所描述的。作为一种实践,它是常见的和道德的。然而,这些术语尤其是"终末期镇静"可能更加容易引起争论——镇静患者使其丧失意识从而缓解难治性的身体症状,如疼痛、气促、窒息、癫痫和谵妄等,然后保留或者撤除生命支持措施如呼吸支持、透析、人工营养和水化。患者会因缺水或者呼吸、心跳停止而死亡。没有给予致死性剂量的阿片类药物或者肌肉松弛剂。

即将死亡的患者可能要求镇静,或者当患者无行为能力时,其代理人可能会这样要求。支持缓解性镇痛的人认为这是一个合理的、道德的安乐死的选择,混合了姑息性治疗和停止生命支持。有些评论家认为这是不道德的,因为这并未遵守双重效果原则,即医生可能已经预见了患者的死亡但没有打算将其作为一个结果。缓解性镇静的重要意图是使患者尽快安详地死亡,即使可能会延长死亡时间。

案例 1:Care 先生因患有多发性硬化症而身体越来越差。现在因第四次吸入性肺炎在医院中接受治疗。尽管他每次都神志不清,但是依旧有判断能力。他因褥疮而疼痛剧烈,而且因呼吸困难而不舒服。他告诉他的妻子和医生他已经筋疲力尽了,不能再忍受如此疼痛的折磨,仅仅想安静地睡一觉。于是医生提出最终镇静的计划,并且他也接受了,开始皮下注射巴比妥类药物。药物剂量一直在加大直到他开始休眠并且疼痛得到了控制。没有任何营养支持治疗写入医嘱中。

案例 2:Care 先生是晚期多发性硬化症患者。他虽然因吸入性肺炎而建议住院但仍然在家中。他的医生有信心可以让他恢复并且回家。然而,Care 告诉他的妻子和医生说他已经对他恶化的病情十分疲乏。他拒绝了对肺炎的治疗和进食,他打算让自己饿死。他要求镇静,从而死得舒服一点。

评论:这两个案例中都是患者自己拥有决策能力拒绝治疗(见2.2.7)。可是在案例 1 中,患者已经是终末期了,而且镇静是对他无法缓解的疼痛和治疗肺炎的措施。在案例 2 中,患者不是终末期,患者并没有要求减轻疼痛而是要求加快死亡。在第一个案例中,缓解性镇静是双重效应可接受的例子;而在第二个案例中,缓解性镇静尽管不能引起死亡,但是可以加快它,这是道德上不能接受的。

缓解性镇静在患者要求和即将死亡的情况下是符合伦理的。在其他的案例中,是否符合还不一定。在临床实践中,我们应该十分小心。因为患者有成瘾的可能,在案例 2 中,或在末期疾病的患者和并不知情的情况下,可能会导致非终末疾病的加速死亡。

3.5 医学上协助死亡

3.5.1 问题 7——医学上协助死亡在法律和伦理上是否允许?

有些患者可能认为自己的生命质量太差,根本不值得活下去。之所以这样想是因为疼痛无法消除,或者因为这些人预料到了病情会进一步恶化,又或者他们认为自己对别人而言是巨大的负担。通常有这种想法的人都处于癌症晚期,他们可能要求他们的医生帮助他们快速安详地死亡。在本书之前的章节中,我们讨论了使用某些医学治疗方法,如透析、机械通气或者化疗维持患者生命的情况,我们也已经分析了在某些情况下,患者和医生可能决定撤去这些医学干预措施。在这一章节,我们想象一个场景:针对这些患者,终末期的保守治疗不会导致他们死亡,因此必须做出一些其他的措施来达到这个目标。我们在这里要求医生从伦理学角度做一些事情来满足患者的要求——帮助他们结束生命。

3.5.2 安乐死

"安乐死"意味着"安详死亡"。关于安乐死的这个伦理问题已经争论了几个世纪。最初在医学上使用安乐死这个词时,意味着医生有责任保证他的患者死得安详和舒适,就如同随时间衰老死去一样,医生不能直接杀死患者。之后,这个词被认为是谋杀,即故意地、直接地杀死患者,使其从痛苦中解脱,可以由医生或者富有同情心的组织实行。

安乐死可以分为"自愿""非自愿"和"非意愿"。自愿安乐死指患者有意识地、蓄意要求去死。非自愿安乐死指患者无能力做决定,没有这样要求而被安乐死。非意愿安乐死指的是违背患者的意愿被杀死。非意愿安乐死(在纳粹统治下作为一个政策实践)被所有人谴责。非自愿安乐死,通常指致使无决策能力的人死亡,而这个人没有表达自己希望安乐死的意愿,这种做法也遭到大多数评论者的批评。自愿安乐死,虽然也引起争议,但是也得到了一些评论家的支持,认为这个要求若基于患者的主观要求,在伦理上是被允许的。

在美国,现在的讨论聚焦点从这些概念的区别转移到了更加细致的问题——对于一个有决策能力的、处于终末期的患者提出协助死亡的要求,医生是否应该同意。这个问题本身需要澄清的是患者要求医生给予致死性的药物,或者要求医生给予可能致死的药物,患者可以自己服用致死。关键问题在于患者做最终的决定是否是因为他/她的生命质量太低以至继续活下去很艰难,通过比较这个问题和撤除生命支持的讨论,有可能澄清两者的相似点和不同之处。

案例:Comfort 女士因癌症扩散即将死亡,忍受着剧烈疼痛,使用高剂量的吗啡也不起作用。她意识很清醒,能够交流。她请求医生让她"长眠",医生通过静脉注射了致死性剂量的短效巴比妥类药物和吗啡硫酸盐。

评论:这是一个自愿安乐死的案例,患者要求死亡,医生给予了致死性的药物。关于医生在其中扮演的角色问题一直都争论不休。在这个案例中,医生明显是导致患者死亡的行为责任人。在美国的法律中,即使患者自愿要求他这样做,医生的行为仍然是在非法地夺取患者的生命。在所有的医学组织的伦理学陈述中,这种行为被认为是不道德的。在生物伦理学著作中,这个问题始终引发诸多争论。如今关于医生协助患者死亡的讨论已经上升为一种明确的表述,即"医生协助死亡",下一节中会进行解释。

Beauchamp TL, Childress JF. The justification of intentionally arranged death. *Principles of Biomedical Ethics*. 7th ed. New York, NY: Oxford University Press; 2012.

Dickens BM, Boyle JM, Ganzini L. Euthanasia and assisted suicide. In: Singer PA, ed. *The Cambridge Textbook of Biomedical Ethics*. New York, NY: Cambridge University Press; 2008: chap 11.

Dworkin G. Physician assisted death: the state of the debate. In: Steinbock B, ed. *The Oxford Handbook of Bioethics*. New York, NY: Oxford University Press; 2007: chap 16.

Lo B. Physician-assisted suicide and active euthanasia. *Resolving Ethical Dilemmas: A Guide for Clinicians*. 5th ed. Philadelphia, PA: Lippincott Williams & Wilkins; 2012: chap 19.

3.5.3 医生协助死亡

在过去对安乐死的讨论中,医生的任务一般被认为是给予致死性的药物,通常是通过注射给药。而今,医生的角色定位更加明确和合法化,界定为给患者开具可以致死药物的处方。

案例:Comfort 女士因肿瘤广泛转移濒临死亡,她仍然无法承受因骨转移而产生的剧烈疼痛。她要求她的医生给她开巴比妥类药物来结束生命,给她适当剂量以及用法的说明,并在她吃药结束生命时在场。

评论:

(1) 上述案例现在描述为"医生协助死亡"。支持医生协助死亡的专家们提出了下列观点,他们认为医生给患者用致死剂量的药物这种方法相当于杀人犯的行为,但是医生给患者开这些药物,患者按照自己的意愿服用就消除了医生对患者死亡的介导作用。结束患者生命的决定和行为掌控在患者自己手中。患者加速了自己的死亡过程,这与没有患终末期疾病的患者自杀是有很大区别的(见 3.7.1)。倡导者很明确地表示医生给患者提供帮助不应在协助自杀的范围中,他们声称医生的行为是基于对患者自主权的尊重和对患者生命质量的评估。

(2) 反对协助患者死亡的医生认为这种行为是不专业的,不合伦理的。美国医学协会(American Medical Association,AMA)认为医生协助患者死亡不是医生作为治疗者的基本职责。美国内科医师协会认为这种做法会削减患者对医生的信赖程度,偏离临终关怀的原则,并且有可能会出现歧视弱势人群的行为,包括老年人和残疾人,所以不支持医生协助自杀的合法化。

AMA Council on Ethical and Judicial Affairs. *Current Opinions*, 2.211, 1996.
American College of Physicians Ethics Manual. 5th ed. Philadelphia, PA: American College of Physicians; 2005.

(3) 美国有 5 个州将医生协助死亡合法化。蒙大拿州和新墨西哥州依靠司法裁决,俄勒冈州、华盛顿州和佛蒙特州的立法者制定了一些具体法规,允许医生协助死亡。他们的法律规定,医生可以开具处方,但是不能给在疾病晚期提出请求的患者注射致命药物。在提出请求和开具处方期间还需等待两周时间,医生必须确信患者是有能力和知情的,如果医生怀疑患者有精神疾病时需要请精神科医生会诊。是患者而不是医生控制死亡的开始时间和结束时间。医生协助死亡的这一特点在伦理上和法律上与安乐死的合法化形式有区别,例如在荷兰和比利时,医生被允许成为患者死亡的代理人。

在俄勒冈州,从 1998 年到 2013 年,每年协助死亡的处方数量从 24 个增加到 122 个,死亡人数由 16 人增加到 71 人。这些年来,处方的总数为 1 178,死亡人数为 752 人。因此,三十年来,医生协助死亡在俄勒冈州已经合法化,在俄勒冈州的死亡人数中约 0.1% 的死亡是由医生协助的。也有一些患者得到处方却不使用它,2013 年,122 个患者中,有 28 名患者请求处方却没有利用药物,只有一小部分医生参与医生协助患者死亡,因为任何一个医生都可以谢绝参与。患者提出请求的大部分理由是可以控制死亡时间避免以后的疼痛,而不是缓解此刻的疼痛。

Oregon Health Authority. Death with Dignity Act. Annual Statistical Report, 2014. http://public.health.oregon.gov/ProviderPartnerResources/EvaluationResearch/DeathwithDignityAct/Pages/index.aspx. Accessed February 5, 2015.

3.5.4 伦理学讨论

公众、医学界以及医学伦理学家对医生协助死亡的道德性看法不一。反对者的理由如下:

(1)禁止直接剥夺他人的生命,这是很多传统宗教的中心教条,在世俗道德中也具有同样重要的地位。西方法律传统的一个古老准则是,即使获得受害人的同意都不能作为对杀人者的辩护。反对者们认为没有直接参与的医生即使作为唯一的处方者,而不是执行者,在法律上也是不允许的。

(2)医疗道德过去强调拯救、延续生命,拒绝直接夺人性命。希波克拉底誓言说:"就算有人要求,我也不会给任何人用毒药,更不会建议这么做。"这个古老的禁令似乎直指医生协助死亡这个问题。当代医学重申了这一点。

(3)医学协助死亡如果参与到终末期患者的死亡过程中,医学专业对患者利益的贡献及对患者健康的关注,以及医生在公众心目中的形象可能会被严重破坏。

(4)要求立刻死亡的情况通常是在极端痛苦的情况下出现的极度抑郁的表现,这种痛苦可以通过疼痛治疗或者其他积极地介入来缓解,就像在临终关怀时使用的那样。这样的抑郁状态也是可以通过治疗来缓解的。

　　（5）即使对实施自愿协助死亡进行限制，一旦建立这个制度，也会被某些人利用，迫使一些非自愿死亡的患者接受。对于认为自己活着是给别人带来负担的人，快速死亡会给他们带来微妙的强迫感。因此，尽管给予承受病痛折磨患者一个迅速死亡措施的行为看似十分仁慈，但这种做法在伦理道德层面上将会承受一定的后果。在荷兰，安乐死是合法的，而类似的状况却没有出现在俄勒冈州。

　　支持医生协助死亡的人理由如下：

　　（1）终末期的治疗在很多案例中往往加速患者的死亡，例如停止给处于植物状态的患者提供人工营养和水，这个患者甚至不是处于终末期疾病状态。允许有自我决策能力、清醒的但处于终末期的患者来决定是否加速他们自己的死亡，这样在伦理学上引起的问题会少一些。

　　（2）每个人从道义上而言对自己的生命有绝对的决定权，即将死亡的患者应该被允许在医生的协助下控制死亡的时间和方式。

　　（3）没人应该忍受剧烈疼痛的折磨，在患者的要求下，出于同情和对患者自主权的尊重帮助他们从痛苦中解脱的人是道德的，即在伦理上，允许医生接受终末期患者的要求。

　　（4）为了延长患者的生命进行一系列治疗，结果可能会要面对无休止的疼痛或者严重的残疾，这样的生命质量令人难以接受；那些可以影响这个结果的人——医生们应该尊重患者不再忍受这样的结果的愿望。如果患者可能通过拒绝人工营养和水化来加速死亡，那么医生也可以通过协助患者死亡而达到相同的目标。

　　（5）希波克拉底誓言限制了"给予毒药"，这种做法已经过时了，因为那时的医疗条件没有像现在这样强大，能尽力延长患者生命。

　　评论：针对医生协助患者死亡这一观点，支持者和反对者进行了激烈的争论。20世纪90年代，在相关法律支持和法庭判决的影响下，医生协助患者死亡在华盛顿和俄亥冈州合法化。美国高级法院规定，尽管目前宪法上没有允许医生协助自杀的规定，但是各州可以根据具体情况制定相应的条例禁止或者允许该项规定（*Washington v. Glucksberg and Vacco v. Quill*，1997）。

3.5.5　医生如何回应协助死亡的要求

　　即使医生协助死亡在之后可能会合理化，但关于它的道德合理性的争论仍会持续。是否对患者加速死亡提供帮助是医生们将不得不认真对待的问题。医生协助死亡的实施,要求对患者的决策能力以及是否处于疾病末期做出判断,需要明确是否已经使用过所有可以减轻痛苦的方法。尤其是法律对协助死亡的授权仅针对有一定能力的终末期患者,但是对那些没有能力自己服用致死性药物的患者或因退行性疾病而预期缓慢死亡但并不属于疾病终末期的患者会带来一些问题。另外,关于如何有效地诊断患者当时是否患有精神性疾病,尤其是抑郁症的问题,仍然有待解决。

对患者要求协助死亡的请求会遇到下列情况:

(1)对于不支持协助死亡观点的医生必须告知患者,他们不能帮助患者结束生命,但是要提供一个能相互接受的办法,如果患者执意要求医生协助死亡,医生可以选择从这个案例中退出,或者选择一个保守治疗方案。

(2)支持协助死亡观点的医生必须要知道除了俄亥冈州、华盛顿州、蒙大拿州、佛蒙特州、新墨西哥州等少数几个州之外,在其他地方这种行为是非法的。不同的州立法院在处理这个问题上会有不同的法律和法规的解释,但是,通常协助死亡都被定义为犯罪行为。一名医生可能会选择去承担这个法律风险,但应当充分了解可能发生的不良后果。死亡的原因,即医生协助死亡,应当被如实准确地记录在死亡证上。

(3)医生应当非常小心翼翼和富有同情心地与患者讨论这个问题。患者的疾病情况、治疗方案、是否选择自杀、姑息治疗、减轻疼痛、社会资助、价值观和态度都应该被考虑到。讨论应该持续一段时间而且有必要时要邀请相关人员参与,例如患者的配偶和孩子、亲密的朋友以及宗教和伦理方面的专家。

(4)如果医生决定要在不允许医生协助死亡的司法管辖区承担协助死亡的风险,他们就应该明确患者有自我决策能力,不是抑郁症患者,而是被确定处在疾病的终末期。与法律和伦理学专家针对这些问题进行讨论及提出不同的医疗意见是可取的。

3.5.6 临终关怀

临终关怀需要结合临床医生的评价和患者的情况考虑三个方面的问题,即适当的控制疼痛和症状,避免不必要地拖延死亡和加强对患者疾病的控制。此外,治疗首先需要依据患者及家属的同意,还要有临床医生、护士和社工的支持,同时也要关注患者的精神状况。

　　停止一些特殊的治疗方式或者放弃复苏的决定应该不影响对患者其他形式的临终关怀。我们经常会发现一旦决定不对患者进行心肺复苏之后,对他们需求的注意就减退了。有两点原因导致其不符合伦理原则:①大于 50% 的拒绝行心肺复苏的患者选择出院了,这些患者需要继续进行合适的治疗。②需强调的是,尽管积极治疗已经没有意义,但是在临终关怀过程中,生命维持技术和其他干预措施等治疗方案必须加强,此时减轻患者的痛苦和不安,以及加强患者与家属和朋友之间的交往成为了首要目的。临终关怀和姑息治疗是可以达到这种目的的。如同那句医学谚语一样"有时去治愈,常常去帮助,总是去安慰"。

Kruse Rl, Binder EF, Szafara KL, Mehr DR. Effect of do-not-resuscitate orders on hospitalization of nursing home residents evaluated for lower respiratory infections. *J Amer Geriatrics Soc*. 2004;52:51-58.

Richardson DK, Zive D, Daya M, Newgard CD. The impact of early do not resuscitate (DNR) orders on patient care and outcomes following resuscitation from out of hospital cardiac arrest. *Resuscitation*. April 2013;84(4): 483-487.

3.6　自杀

3.6.1　问题 8——自杀的法律和伦理地位是什么?

　　自杀是故意结束生命的手段。我们可以认为试图自杀在某种程度上反映了患者对其生命质量不能忍受,或者是因为精神疾病、情感冲突或一时冲动的决定。

3.6.2　对企图自杀或者怀疑会自杀的患者的治疗

　　如果一个患者已经试图自杀,或者疑似进行了自杀的尝试,并且被送至急救室,应该对他们进行急救,并通过一系列检查来了解患者的病情。甚至当患者存在试图自杀的可能时,例如以前有自杀记录,我们也应该尽可能地进行抢救,并且推测自杀行为的发生是由于精神性疾病引起的。

　　案例:D. W. 是一位 24 岁的女士,被送至急救室,她吃了很多药并割腕。她目前情况稳定,但她患有抑郁症,之前她已经被多次送到急救室,在她上一次来院时,她大喊下次她应该被允许死亡。

建议:D. W. 女士应该接受治疗,在急诊室我们会习惯性忽视患者自杀的意愿,这在伦理学上是合理的。下面的观点与这个问题相关:

（1）阻止自杀的伦理基础已经从心理学方面进行了验证,试图自杀常常意味着是向外界寻求帮助,是"哭着寻求帮助",并不是真的希望结束自己的生命。通常,自杀未遂的患者被送至急救室,这种行为是十分矛盾的,很多自杀未遂者是中途放弃的,企图自杀的行为可能不是真正自愿的,而是因为心理和躯体的疾病或者是情感的冲突导致的。

（2）企图自杀经常发生在精神病态的情况下,例如抑郁症,这是可以被治愈的,也可能在突发状况下如失恋和破产时发生。医生应该有伦理上的责任去辨别他们治疗的患者的自杀倾向,而且还要尽力安慰他们,或者让他们去咨询专业的心理医生和心理学家。

3.6.3　自杀和拒绝治疗

还有一个问题值得讨论,是否患者拒绝治疗,尤其是终末期的患者,就等同于自杀。如果是,医生可能会觉得自己应该阻止患者自杀,避免成为患者自杀的共犯。拒绝医学治疗和自杀之间存在显著的伦理学差异。下面是对这些差异的举例说明:

（1）在拒绝治疗时,他们并没有想夺走自己的生命,而是不允许其他人来帮助他们活下来。他们憎恶自杀想法,他们会说"我不想杀了我自己,我只想被允许死亡,并且能够控制死亡的时间和方式"。

（2）在拒绝治疗时,死亡是因无法治愈的致命疾病而导致的;在自杀的情况下,死亡是因自己遭受了致死的行为而导致的;而拒绝维持生命的治疗时,患者还没有必死的想法,患者只是拒绝医生所提供的治疗方案,是病情决定了他的死亡。

（3）尽管拒绝治疗和自杀都会导致死亡,但是在意图、处境、动机和想法上都有截然不同的道德标准。

（4）在谴责自杀行为的罗马天主教教徒看来,允许在没有好的治疗结果,且治疗只会增加经济负担和精神负担,加重疼痛的感觉的情况下拒绝治疗,哪怕这样做会导致患者的死亡。

（5）很多法律和法规对合法的拒绝治疗和自杀进行了区分。大部分预先指令的法律明确规定由这些行为主导的拒绝治疗而导致的死亡不能认定为是自杀。

3.6.4 自杀的合法地位

自杀曾经在英美基本法中被认定为是违法行为,但是在 19 世纪,美国司法局驳回了所有对自杀者的制裁(包括之前将自杀者的房地产没收)。尽管自杀不是非法的,有很多国家的法律阻止自杀。在所有国家中,被认为对自身有威胁、可能自杀的患者都需进行非自愿的精神病学的治疗。许多司法部门保留了对协助和教唆自杀者进行合法制裁的权利。在现有的法律下,这些制裁对协助死亡或者医生协助自杀的参与者都有效,除了俄勒冈州和华盛顿州。

第四章

情 境 特 征

虽然这个主题经常不是临床场景,但对临床伦理学中案例的描述和解决是必不可少的。这些情境强调的是影响临床决策的方式,涉及专业人员、家庭、宗教、经济、法律和医疗机构等因素,因此称这个主题为"情境特征"。虽然临床伦理学重在医疗适应证、患者的偏好以及具体治疗案例中患者的生命质量,但医学决定不是由两个自主决策代理人(医生和患者)所做的个人选择,而是受情境特征影响和限制的。

医患关系是一种包含隐私的个人接触,这种接触不是在封闭的环境里发生的。如今,医生和患者之间的接触发生在比以前更复杂的社会制度和经济结构中。患者采取私人途径选择、咨询医生并为其服务支付酬金的传统私人关系已并不常见。更多时候,医生与其他医生、护士、健康专业人士联盟、医疗卫生管理员、第三方支付人、专业组织以及国家和联邦机构拥有多重关系。同样的,患者与医生的关系还与患者的家属、朋友、其他健康专家、医疗卫生机构密切相关。医生和患者还受社区和专业标准、法律法规、政府及制度上对健康管理的财政支持、电脑化的医学信息储存和检索、科研和实践之间的关系等其他因素的影响。

医生常常将这些情境特征视作他们的主要责任与个别患者之间冲突发生的原因。一些医生认为,背景因素应该是与患者治疗的伦理学决策无关的,医生的职责仅局限于治疗患者。我们认为这个观念早已被淘汰了,在理论上也是不现实的,很多之前所提及的因素已经将责任和义务强加于患者和医生身上。伦理学的任务是如何在特殊案例中正确地评估这些情境特征。

医疗卫生政策影响许多的情境特征,医疗卫生系统及其体系的复杂性以及融资问题对医患关系有很大的影响。人们不断抱怨医疗改革立法,直到 2010 年《平价医疗法案》(Affordable Care Act,ACA)的颁布,这将破坏患者和医生之间的关系。生物伦理学的范围确实涉及医疗卫生政策的问题,但本书致力于临床伦理学,并不直接涉及医疗卫生政策。

　　不过,临床医生和临床伦理学家会遇到这种情况,现有的卫生政策体系和医疗机构会产生一些伦理问题。例如他们经常会面临这样的案例,从医院出院的患者往往需要特殊的照顾,而社区并不能提供这些照顾。卫生政策方案的改革是解决此类问题的前提,但即使有变化,也很难根据最佳解决方案进行,我们将在下面的书中看到示例。总的来说,这本书集中在那些必须在现存的医疗结构中通过医学和伦理的方式进行管理的临床病例上,那些希望更多了解卫生政策伦理的人可以查阅关于司法和卫生保健的生物伦理学文献。

Daniels N, Sabin J. *Setting Limits Fairly: Can We Learn to Share Medical Resources?* New York, NY: Oxford University Press; 2002.
Danis M, Clancy C, Churchill L. *Ethical Dimensions of Health Policy*. New York, NY: Oxford University Press; 2002.
Rhodes R, Battin HP, Silver A. *Medicine and Social Justice. Essays on the Distribution of Health Care*. New York, NY: Oxford University Press; 2002.

4.0.1　在情境特征中的伦理学原则

　　我们无法指出一个单独的伦理学原则与所有的情境特征都相关。在第四章所有的问题中,由于复杂的卫生保健制度,我们会面临一些困扰着患者和医生决策的问题。

　　我们在其他章节中见到的原则,如有利原则、尊重自主权原则等在情境特征中交叉存在,伦理学家们也通常将公正原则加至重要原则列表中。公正原则从社会和道德的理论层面上而言,是指试图将一个社会体系的利益和负担以一个公平、平均的方式分配给所有在这个体系中的人。这个公正的概念与健康政策和医疗改革高度相关。在临床伦理学的背景问题中,我们选择了广泛的公正的概念中的一个方面,即公平性。公平性是一个道德特征,与人与人之间的交易和关系有关。在游戏中,公平性要求"按照规则玩";在商业上,公平性要求"公平的竞争环境"。公平性要求人们之间的交易和关系是他们应得的和期待的,而欺骗、篡改和歧视明显是不公平的。其他的伦理标准在一些特殊案例中也会涉及,比如真实性、保护隐私和忠诚。

Beauchamp TL, Childress JF. Justice. *Principles of Biomedical Ethics*. 7th ed. New York, NY: Oxford University Press; 2012: chap 7.

4.0.2 利益冲突

一个治疗关系中经常会出现利益冲突。事实上,治疗关系本身包含了一个可能的利益冲突:医生的知识和技能被患者所需要,而患者有权利用这些知识和技能获得个人利益。基本的伦理学治疗关系中,有利原则和尊重自主权原则趋向于保护这个关系,当我们在一个更大的情境特征中来看这个关系时,我们可以看到利益冲突应该被消除或者至少需要被控制,使其不能破坏这个关系。因此,在本章节中,利益冲突是一贯的主题。

利益冲突这一词是指从事某种职业的人所代表的公共利益与其自身具有的私人利益之间的冲突,当角色转变之后,随之变化的是角色的已知义务。这个术语常常被用于政治上和法律上,政府官员或者律师可能因为个人利益的诱惑而滥用钱权利益。现在这个概念被广泛应用于其他专业,包括医学。

发生利益冲突并不都是因为其本身不道德。当一个人有机会通过不履行义务来获得个人利益,他或者她尽管很难抵抗这个诱惑,但也有可能不会利用这次机会。如果一个可能的利益冲突不会导致不公平的治疗,就不违反道德原则。应该注意到,尽管我们将利益冲突视为公平性问题,但是利益冲突中出现的侵害仍应被视为造成危害并且是不专业的行为,应该予以制裁。

公平性要求决策者们应该尽全力解决利益冲突问题。公众期待法官能够根据事实和法律做出公平的决策;原告和被告有权公平地听讯。同样的,医生应该尊重他们的专业委员会所要求的为患者谋福利;患者有权知道真实的诊断和符合指征的治疗,并且得到治疗医生的尊重。委员会认为公平性原则是控制利益冲突的主要方法。然而,有些情况下,利益冲突可能十分普遍和强烈,某些公开的手段,如暴露、回避案例或者法律惩罚可能是有用的。

4.0.3 章节内容

在情境特征这一章中,我们提出了 10 个关于情境特征的问题:

（1）是否存在专业的、跨专业的或者商业的利益,可能在临床治疗患者的过程中产生利益冲突?

（2）除了临床医生和患者,是否存在其他利益相关方,如家属是否也因临床决定有合法利益?

（3）第三方合法利益对患者的隐私影响的边界在哪?

（4）是否有经济因素引发了临床决策中的利益冲突?

（5）是否存在稀缺卫生资源分配问题而可能影响临床决策?

（6）是否存在可能影响临床决策的宗教问题?

（7）可能影响临床决策的法律问题是什么?

（8）是否有临床研究和教育的考虑而影响临床决策?

（9）是否存在影响临床决策的公众健康与安全问题?

（10）是否有机构和组织（如医院）内的利益冲突,而可能影响临床决策和患者的利益?

4.1　卫生行业

4.1.1　问题1——是否存在专业的,跨专业的或者商业的利益,可能在临床治疗患者的过程中产生利益冲突?

专业是要求以专业的理论和知识服务他人,专业人员要承诺为客户和公众的利益服务。作为回报,社会授权专业人员较为广泛的自我管理模式,包括录用新员工、行业教育、行业规范及实践形式的制定。医疗行业过去一直履行医学誓言和伦理准则,医疗机构制定了《执业医师法》（*The Physician Charter*）。这个文件陈述了专业的三个基本原则:患者利益至上的原则、患者自主权原则以及社会公平原则。第一、第二章讨论了患者利益至上的原则和患者自主权原则。本章"情境特征"讨论如何在目前的社会环境之下实现患者利益至上的原则,这就要求患者和医生之间可以坦诚相待。

4.1.2　医生的多重责任

传统的医学伦理学指导医生要关注患者的需求。医生做一些不利于患者而仅利于医生自己或其他人的事情显然是不道德的。例如,医生未按临床指征诊断或治疗,打着关心患者的幌子收取医疗补助费用,这显然是不道德的。近年来,医生和患者之间曾经非常私密的关系已经变成了雇佣关系,医生的职责增加了新的内容。通常,医生会与一些大型机构组织签订合同,而这些机构会直接影响他们治疗患者的方式,因此会带来利益冲突。例如药物公司或器械设备公司对临床服务的投资提供给专业人员获益的机会。此外在某些特定情况下如何决定责任优先权尚不明确,如医生对某个患者所负有的责任与其他患者发生直接冲突时,或者当医生接触感染患者会给家人带来危险的冲突发生时,多重责任带来的伦理问题就出现了。

Medical professionalism in the new millennium: a physician charter. *Ann Intern Med*. 2002;136:244-246; *Lancet*. 2002;359:520-522.

4.1.3　忠诚和利他主义

《执业医师法》(*The Physician Charter*)中申明,患者利益至上建立在为患者利益服务贡献的基础上,也就是利他主义,促使信任成为医患关系的核心,而现有的市场力量、社会压力和行政危机却不利于这一原则的实施。韦氏大词典中将"利他主义"定义为"无私关注他人的利益",强调了"无私"这个词。利他主义可能是职业忠诚本质的一个夸张的过于简单化的表达,它暗示医生必须一直表现出无私的动机,以及对患者的责任必须取代其他责任和义务。我们更喜欢使用"忠诚"这个词。每个人都有表现自己忠诚的方式,如对家人、对朋友、对宗教信仰、对一个团体,甚至是对民族的忠诚,且通常可以处理的,相互之间没有矛盾。但是有时候忠诚却将一个人拉向两个不同的方向,必须做出一个选择。同时,也会存在不道德的忠诚,如因为暴力胁迫等因素。传统医学伦理学建立在公众的期望之上,法律要求医生对他或她的患者必须忠诚。但是其他的忠诚和道德的责任可能会约束医生对患者的忠诚。当制定公平、公正的政策是为分配一些诸如器官移植机会或药物等物品时,医生有义务遵守这些规则,即使这么做会损害某些患者的利益。

Beauchamp TL, Childress JF. Patient-physician relationships. *Principles of Biomedical Ethics*. 7th ed. New York, NY: Oxford University Press; 2012: chap 8.
Lo B. Overview of the doctor-patient relationship. *Resolving Ethical Dilemmas: A Guide for Clinicians*. 5th ed. Philadelphia, PA: Lippincott Williams & Wilkins; 2013: chap 23.

4.1.4　医疗和护理专业间的合作

医生常接触其他专业人士,尤其是护士。护士是一个有着道德传统和标准的专业,十分强调对患者的忠诚。理想情况下,医生和护士之间的关系应该是合作与协同的关系。然而有时候护士可能认为主治医师没有很好地治疗患者,这种状况通常可以通过相互之间的沟通加以澄清。但是,医生和护士地位的不同可能会影响解决方式。在这种情况下,伦理学家称之为"伦理困境",也就是指当一个人知道怎么正确地去做某件事,但是由于某些制度上的约束而不能做(Jameton)。很多研究显示伦理困境在临床实践中十分常见,护士常常感到被医护等级制度或者行政架构所约束。一些研究表明现在的伦理困境对患者的治疗产生了消极的影响。尽管伦理困境在治疗过程中已经得到了最充分的探索,但也适用于其他社会地位不同的职业关系,如在医学生、行政官员和主治医师之间,由于地位不同,容易产生伦理困境。在等级制度严格的机构中工作的医生中也可以出现。我们必须认清这个问题,然后采取一系列办法进行补救。一个通常有效的方法是进行伦理学咨询,与伦理委员会进行协商,可以减少由于专业人员之间级别高低带来的不利影响。

Houston S, Casanova MA, Leveille M. The intensity and frequency of moral distress among different healthcare disciplines. *J Clin Ethics*. 2013;24(2):98-112.

Jameton A. *Nursing Practice: The Ethical Issues*. New York, NY: Prentice-Hall; 1984.

4.1.5　医生和医疗相关业务间的关系

　　医生和医疗相关业务之间的关系普遍充满了利益冲突。医生可能通过多种方式接触这些医疗相关业务。他们和医院的关系,在医学治疗中进行的投资,以及与药品商业之间的接触都可能会影响临床决策。

　　案例1:一些城市中的医生经常被制药厂家邀请去酒店共进午餐和晚餐。这种聚会被认为是"借美食学知识"。厂家会邀请一位有名气的讲者讲解治疗相关的专业问题,主办方生产的药物常常会被提及,但是仅仅以一种科学且公平的评论方式和竞争产品进行比较。

　　案例2:一群内科医生在一个很小的城镇中,投资建立一个临床实验室,可以为患者做检验,而不是让他们去地区医院的实验室做检查。

　　案例3:一所大学针对参加了联邦和各州某项计划的患者进行了临床医学治疗研究。这个医学实践研究提供了一项激励性的计划,是通过经济奖励遵循循证医学结果治疗患者的医生,如果医生避免了消费高,没有为人们带来预期效果的干预措施,则在底薪的基础上增加30%的收入作为奖励。

评论：上述每一个案例都展示了一个利益冲突。某些利益冲突是可以通过法律法规来解决的。在案例 2 中，医生知道联邦法律禁止参加了医疗保险的患者进行能够让医生获得经济利益的医疗行为，包括实验室检测。Stark 法（Stark Law，1989，1993，1994）几乎剥夺了自我参照，然而Stark 法十分复杂，并且有很多例外情况。在这个案例中，医生寻求法律的帮助——他们是否可以采用其中两种例外情况，即作为辅助服务或者针对农村患者的规定。其他的利益冲突从法律层面而言是会受到阻碍的。例如，医院可能不鼓励药物代表为会议提供饮食，但是也不会进行处罚，这样就使得个别部门仍会这么做。最常用的解决利益冲突的办法之一是要求其明确向所涉及的部门公开信息，同时适当地处理这件事情。

建议：在案例 1 中，借美食学知识微妙但是有效地影响了医生，使医生支持赞助者的产品。很多研究显示，尽管医生坚信他们没有被影响，他们其实还是被影响了。案例 2 中医生（实验室的拥有者）通过检验会获得的利益可能会影响他们对患者是否需要做相关检验的临床判断。因为他们的计划涉及 Stark 法的应用，他们可能通过申请例外情况来避免触犯法律。如果他们成功了，他们的行为将构成一个合理但不合法的利益冲突。他们必须通过一些规定来控制他们的行为，必须向要做检验的患者说明情况，同时必须遵循美国医学协会（AMA）关于伦理学和法律事务的建议。这也会对医生造成沉重的道德负担，他们可能会选择忽视它，但是必须承担可能被认为违反医德的风险，所以要寻求备案审查来确保行为的合法性。在案例 3 中，设计了激励性计划的组织有义务以某种方式制订计划来确保医生下达合理医嘱的自由性。我们应该对患者解释这个计划是一个有效且效率很高的方式，不会限制合理治疗。

Brennan TA, Rothman DJ, Blank L, et al. Health industry practices that create conflicts of interest: a policy proposal for academic medical centers. *JAMA*. 2006;295:429-433.

4.1.6　医生对自我和家庭的责任

另一个可能出现矛盾的地方是关于医生追求自己和家庭的利益。医生也是普通人，对自己、配偶、孩子和朋友都有一定的责任和义务。每一位医务人员必须找到平衡点，平衡好对患者的责任和对个人以及家庭的责任,如果处理不好,会导致既不能很好地治疗患者,也不利于个人的身体健康和家庭幸福。近几年,很多专业组织制定了方案去帮助被这些责任义务折磨得焦头烂额的医务工作者们。

4.2　其他相关受益方

4.2.1　问题2——除了临床医生和患者,是否存在其他利益相关方,如家属是否也因临床决定有合法利益?

在临床关系中主要受益方是患者和医生,当然也有护士和其他参与患者治疗的医务人员。然而,其他参与者也要求拥有各自的权益,例如患者家属,医疗和护理的管理人员,公共卫生机构、联邦政府、国家和当地政府、第三方支付人、药品制造商、律师等。他们可能寻找信息,进行监督,建立影响医疗决定的政策,在某些方面提供优惠,甚至试图决定治疗形式。这些不同参与者的合法性也引起了一系列的伦理学问题。

4.2.2　患者的家属和朋友

传统上讲,患者的家属从患者的治疗中获益,医生必须认识到这种利益的合法性。我们在指出家庭医疗的特殊性时提及,"家庭与患者一体"。这指出了医疗的一个重要战略,认识到在所有疾病中,围绕患者的私人关系可以找到发病原因和治疗效果的一些相关因素。医生们在工作中能够理解并很好地处理与同事间的私人关系,就如同能够处理好与患者之间的关系一样。作为决策代理者,亲属的作用已在2.4中进行过详尽的讨论,在此就不赘述了。他们也有其他作用,诸如提供感情上、生活上甚至于经济上的支持。有时,家属的利益可能与患者的利益相冲突:有关经济问题或家庭之间的纠纷可能影响临床治疗。家属可能会要求医生进行不符合临床指征的治疗方式,或者坚持停止符合指征的治疗。我们应该寻求亲属的支持和鼓励,加强合作关系;当家属提出了一些有关患者治疗的问题时,医务人员应该尽可能地寻求他们的理解,并且协调患者与亲属及医务人员之间的关系。

案例:一位80岁的老人患有严重的骨性关节炎和充血性心衰,他需要长期的治疗和护理,并且依靠他人帮助行走。主要照料他的人是他82岁的妻子,相对健康,但也患有严重哮喘,偶尔会发作。她发现她不能再为丈夫提供他所需要的护理,她鼓励丈夫考虑使用行走辅助用具,他拒绝了。

评论:任何与这位老人相关的护理决定都与他妻子是否有能力,是否愿意为他提供他所需要的护理有关。在家庭成员中,利益和医学需求是有矛盾的。医生在为这个老人的健康负责时必须警惕在这种矛盾背景下做的医学决策。我们需要社会工作者的参与来调和这种矛盾,提供一种对双方都合适的护理安排。

不同的文化背景使家庭扮演的角色有所不同。在很多文化中,家属在患者的决策中扮演了很重要的角色,这可能会引起对合适的治疗选择的矛盾。

案例:一个日裔美国家庭带他们的奶奶去看保健医生。奶奶72岁,十年前来到美国,不会说英语,她抱怨身体差,体重减轻,觉得恶心,近几个月以来经常发热。她的孙子,一位电脑工程师告诉医生,"如果你发现她患有癌症,我们希望不要让她知道,这是我们的传统,我们都是这样做的。但是我们需要她做全面积极的治疗"。检查结果显示她患了急性淋巴细胞性白血病,同时有肾衰竭。在这种情况下,大约只有5%的患者能够承受临床上常用的化疗方法。

建议:在日本和其他很多文化背景中,家庭成员在为其他人做医疗决策时常拥有很大的权利,尤其是对老年人。在第二章中,我们陈述了患者意愿的重要意义,同时也要考虑尊重不同的文化价值观。在这个案例中,我们建议通过一个值得信赖的人告知患者她病得很重,关于如何治疗需要做出决定,并且询问她是否希望自己做这些决定或者希望别人帮助她做决定。授权某人委托决策权力,并不是简单的接受文化风俗,而是选择适当的妥协。同时,委托人的选择必须使患者的利益最大化(见3.0.7)

Boyle JM, Novak D. Religious and cultural perspectives in bioethics. In: Singer PA, Viens AM. *The Cambridge Textbook of Bioethics*. New York, NY: Cambridge University Press; 2009. Section IX.

4.2.3 基因检测和诊断的家庭影响

药物基因学和药物基因组学,又被称为"个体化医学",是指基于患者的基因组成来选择一种有益药物治疗,它被引入患者的个体化治疗中。医学基因方面的最新进展毫无疑问是有利的,但也引起了很多患者治疗过程中可能出现的利益矛盾。医学的主要目标涉及疾病情况和病因的检测,给予适当的治疗,诊断常常始于对患者的症状和体征的观察。然而,随着分子医学的迅猛发展,许多针对基因突变检测的实验方法应运而生,而且已经有一些试验被纳入临床实践,但是这些检测方法仍然存在不确定性。一些公司为了提高他们检测方法的商业利用价值而大肆宣传。但是这些试验的有效性让临床医生产生了很多疑问,尤其是保健医生。由于缺乏详细的基因检测知识,对遗传性疾病有顾虑的患者会要求医生给他们做一次基因测试。

这些试验不仅可用于有症状的患者确诊目前的疾病,也可以用于无症状患者发现未来患病的可能性。但是即使基因测试阳性也不能预测这个人一定会患这种病,就算可以,这个测试也不能预测患病时间或严重程度。许多与已知基因相关的疾病目前在治疗或预防措施方面均没有好的办法。但是基因测试不仅评价测试患者未来患此病的可能性,也评估共享同一基因遗传信息的测试人的亲戚基因突变的可能性。这就解释了为什么这部分出现在第四章而不是第一章:基因测试必须始终在家庭背景下进行考虑。当这个家庭的一个成员发现基因突变时,其他成员也有可能出现问题。医生和患者,以及患者的家庭成员间的利益冲突可能因基因测试而出现。

Chadwick R. Genetic testing and screening. In: Singer PA, Viens AM, eds. *The Cambridge Textbook of Bioethics*. 1st ed. New York, NY: Cambridge University Press; 2008.

Lo B. Testing for genetic conditions. *Resolving Ethical Dilemmas: A Guide for Clinicians*. 5th ed. Philadelphia, PA: Lippincott Williams & Wilkins; 2013: chap 42.

案例:Comfort 女士,45 岁时诊断为乳腺癌,怀疑有乳腺癌家族史。她知道她的小姨和姥姥死于乳腺癌。她问她的保健医生是否应该做乳腺癌的遗传学基因检测(*BRCA1* 和 *BRCA2* 两个基因突变)。她有两个姐姐,她的两个女儿一个 23 岁,一个 15 岁;一个孙女,2 岁。她想知道是否女儿、孙女以及姐妹也应该做测试。

评论:现在许多基因检测项目已经推向市场,还有一些遗传检测咨询的小册子也很容易得到,但是保健医生很难真正了解,也很难给予专业的建议。为了保证患者在充分了解的情况之下签署知情同意书,在检测之前和之后可以咨询医学专家,或者专门进行基因检测咨询的顾问。关于是否建议基因测试,应该考虑以下几点:

（1）遗传性疾病的本质与基因突变相关,即与显性或隐性遗传相关,但同时也要考虑其可变性,以及疾病的临床病因、流行病学等因素。

（2）测试的精确度,包括其敏感性、特异性、预测价值等。

（3）是否是治疗或预防未来疾病的选择。

（4）暗示着某个人的遗传亲属关系。

（5）测试的机密性,保险方面的问题,以及治疗有效性的问题。

（6）检测者的教育程度和喜好,以及结果是否会影响到其他人。

建议:如果一个家庭有几代人患乳腺癌/卵巢癌或有早发乳腺癌病史,那么这个家庭就有可能是乳腺癌或者卵巢癌综合征高发家族, *BRCA1* 和 *BRCA2* 测试具有一定的意义。Comfort 女士的家族史提示她有患乳腺癌的可能,但没有充分证据证明一定会发生。一个更加详细的家系患病状况分析可以证明是否有遗传性癌症综合征的可能,如果存在可能性,就要考虑进行基因测试。如果患者的确 *BRCA1* 和 *BRCA2* 突变测试阳性,家族中的其他女性也建议检测。此外还要建议那些测试阴性的人如果有相关症状发生,也不能排除患病可能,因为这种特殊的突变是遗传性乳腺癌的病因之一。

在已知有基因变异的家庭中,测试阴性的人也没有脱离风险,她们仍然有发生乳腺癌的风险,妇女有 1/8 的发生率。预防选择权指的是她们可以加强检测,包括乳腺自我检查、钼靶,以及/或者磁共振成像,或者行预防性乳房切除术,但必须向她们解释清楚。现阶段不建议对未成年人进行任何一项成年人发病的疾病的预测性基因测试,因为它可能严重影响未成年人的心理健康以及他们父母亲的状况,建议等到未成年人能够自己做决定的时候再做。我们不能假设 Comfort 女士的兄弟姐妹以及其他家庭成员将从检测或了解 Comfort 女士的检测结果中受益,这必须通过相关咨询决定。随着分子医学的发展,许多关于获得和使用基因信息的复杂伦理问题将发展成为日常医疗实践中所要面对的重要问题。

National Cancer Institute Fact Sheet. *BRCA1 and BRCA2: Cancer Risk and Genetic Testing*. www.cancer.gov/cancertopics/factsheet/risk/brca. Accessed May 29, 2009.

Ross LF. Genetic testing and screening of minors. In: Diekema DS, Mercurio M, Adam M. Clinical Ethics in Pediatrics. A Case-Based Textbook. New York NY: Cambridge University Press, 2011, ch. 31.

4.3 医疗信息的保密

4.3.1 问题 3——第三方合法利益对患者的隐私影响的边界在哪?

患者向医生公开的信息在道德上和法律上是应该被严格保密的。然而,有些组织可能对这个感兴趣。医生有义务不让从患者方面获得的信息泄露,同时要采取合理的预防措施确保这样的信息不会泄露给第三方。保守患者医疗秘密的责任是一个古老的话题。希波克拉底誓言中提到:"在治疗过程中我们看到的或者听到的……这些无论如何都不能被扩散开来。我将为这些内容保密,我认为谈论这些事情是应受到谴责的……"现代医学伦理学将这种责任建立在尊重患者的自主权及医生对患者的忠诚之上,如果忽视了替患者保守秘密这一原则,就会使得患者不信任医生,就得不到患者的一些有助于疾病诊断但却比较敏感甚至难以启齿的信息。公开患者信息可能对患者或第三方造成伤害,并且鼓励其他人使用医疗信息去利用患者。联邦政府和国家的法律严格限制公开这种信息(见 4.3.2)。

尽管有这些规定,但是医务工作者有可能在公共场所谈论患者的病情,诸如在医院电梯里或自助餐厅里,电话交谈也会散播机密信息,病程记录也可能因保护不当而被许多人看到,在信息储存、检索、访问方面的技术发展也存在一些问题。医学资料记录的信息化增强了数据化管理,然而对政府机构、支付人、家庭成员以及其他感兴趣的第三方来说,这威胁着患者和医生对敏感信息的控制。例如,不断地使用医院信息筛查遗传性疾病或遗传易感性,不仅对患者和他们的医生有利,而且对患者的亲戚、雇佣者以及保险公司都有利。如何管理获得这些信息的途径,对医疗卫生系统和政策制定者来说都是一个长期的问题。

保密是一项需要严格执行的道德义务。某些除了医患双方以外的特定当事人,可以通过正规的渠道来获取本应当保密的信息。当其他当事人声明患者的信息与患者有法律事务上的牵涉时,此时不执行保密原则是合适的,是符合伦理道德要求的。例如,当患者能从揭秘中获益,那么出于有利原则而违反保密原则就是正确的。由于信息的保密原则导致其他当事人受到伤害,为了保护其他人的安全和公众的健康,遵守无害原则,此时也为打破保密原则亮了绿灯。保密的一般原则在 1996 年被正式纳入《健康保险携带和责任法案》(*Health Insurance Portability and Accountability Act*,HIPAA 法案)中。虽然 HIPAA 法案是一部国会通过的法律且从伦理道德的层面提供了保密原则,但是它能不解释我们接下来将要处理的存疑的例外情况。

Beauchamp TL, Childress JF. Confidentiality. *Principles of Biomedical Ethics*. 7th ed. New York, NY: Oxford University Press; 2012.

Lo B. Confidentiality. *Resolving Ethical Dilemmas: A Guide for Clinicians*. 5th ed. Philadelphia, PA: Lippincott Williams & Wilkins; 2013: chap 5.

Slowther A, Kleinman I. Confidentiality. In: Singer PA, Viens AM, eds. *The Cambridge Textbook of Bioethics*. New York, NY: Cambridge University Press; 2008: chap 7.

4.3.2 健康保险携带和责任法案

保密不仅是一种道德义务,也是被州及联邦法律授权的。1996 年,HIPAA 法案建立了定义保密的价值、范围及其限制性的综合系统。这些法规非常复杂,大多数医疗机构已经产生了解释这个法规适用性的文件。关于他们的解释问题应该寻求相关部门的帮助。HIPAA 法案规定,"受保实体",即医疗计划、医院、诊所和医疗相关部门必须制定相关规则限制个人身份信息的暴露和使用,尽可能减少不必要的使用或暴露。医疗信息包括如书写的或者记录下来的任何可见信息,这些信息是从患者那里收集到并储存的,包括了可以用来识别患者的信息。通常,包括在"受保实体"中的个人识别信息如果没有患者的授权是不能公开使用的。

以下是例外情况:临床医生可以使用并分享对患者的治疗有必要的信息;医疗机构可以使用信息提供医疗费用支付;医疗机构可能因为诸如医疗安全质量保证、治疗结果评估等使用或暴露患者的信息。患者也有权获得他们自己的相关记录,去修正或完善相关信息。受保实体必须提供给患者隐私政策声明。患者也有权接收他们的医疗计划暴露的信息情况列表。受保的实体可能遭受违反民事和刑事条例的处罚。国家法律中对隐私安全性的保护可能比联邦法律更加严格。

一般来说,当临床医生为了治疗患者必须分享信息时,联邦法规规定不需要患者授权。这包括临床医生之间咨询和治疗协调,以及患者转诊所必需的信息。信息也可能暴露给委托代理人及家属,但这必须在患者的授权之下才能执行。在取得患者授权之前,只允许暴露有限的信息给其他咨询方,例如朋友、神职人员或出版社。这种受限的信息可能包含了对患者情况的描述,并没有提及有关患者的特殊的医疗信息。在患者没有授权的情况下,患者死亡这个事实可能被公开。然而,患者可以明确地拒绝透露任何信息给询问组织或者限制性地透露信息给某些人。

Department of Health and Human Services. *Health Insurance Portability and Accountability Act. Standards for Privacy of Individually Identifiable Health Information: Final Rule*. 45 CFR Parts 160 and 164:2002. www. hhs.gov/ocr/privacy/hipaa. Accessed February 12, 2015.

4.3.3 对他人保密及风险

医生应当保护患者的隐私和信息,但是当医生知道某些人可能会因为不了解这些信息而处于比较危险的境地时,是可以适当透露的。在这种情况下,伦理问题涉及可能造成的损害性质以及严重程度。

案例 1:一位 61 岁的男性,被诊断为转移性前列腺癌。他拒绝激素治疗和化疗,并让医生不要告知其妻子,并说他自己也不打算告诉她。第二天,妻子打电话询问丈夫的身体状况。

案例 2:一位 32 岁的男性,在症状出现之前就被诊断为亨廷顿病。这是一种常染色体显性遗传性疾病(50% 的概率会将疾病遗传给后代)。他告诉医生他不想让他刚结婚的妻子知道。医生知道他妻子想要生小孩。

案例 3:一位 27 岁的同性恋男性被确定为 HIV 阳性,他告诉医生他不能面对他的性伴侣知道他感染了 HIV 的场景。

案例 4:一位有右脸严重挫伤且掉了两颗牙齿的女性来到急诊科,她的鼻子也受伤了。丈夫陪着她,并解释说她不小心在地毯上绊了一跤,然后从楼梯上摔了下来,她确认了他的说法。这位急诊科的住院医师怀疑她遭受配偶虐待。然而,他不了解这对夫妇,并且通过他们的穿着和举止判断他们好像是受人尊敬的市民。

建议:在案例 1 中,医生不应该泄露丈夫的诊断。尽管妻子有权利去了解丈夫的情况,因为她非常担心,但告知她病情是她丈夫的义务。尽管医生非常同情他妻子的感受,但仍然不能泄露信息,因为他首先要尊重患者意愿,关心患者和他妻子的最佳利益,这是有法律和伦理学义务的。但是替患者保密的义务超过了不让妻子了解丈夫诊断造成的可能伤害。医生鼓励丈夫向妻子透露自己的情况。在 HIPAA 规则下,患者有权向任何一方包括配偶限制信息的提供。

在案例 2 中,同意向患者的妻子泄露信息,一个很重要的原因是担心给未来的小孩带来伤害,此外当她丈夫出现症状后,她要承担照顾丈夫的重担。反对泄露信息的人认为,尽管给未来小孩带来伤害的风险高达 50%,但这个风险是统计数字,不一定会发生。HIPAA 的规则规定禁止医生向其他人泄露诊断信息。我们应该竭尽全力说服这位丈夫去寻求基因咨询并劝他和妻子讨论这件事。例如,他们应该寻求遗传学方面的咨询,可以接受体外受精的帮助。如果这位妻子也是患者,医生可能会鼓励她和丈夫严肃地讨论关于他的身体情况以及他们生孩子的计划。我们认为考虑到亨廷顿病的严重性,作为基因遗传相关性疾病会给患者及家人带来巨大负担,一旦无法通过咨询和协调来解决这个问题,向家人泄露信息可能是一种合适的伦理学选择。事实上,HIPPA 不能明确的提供泄露信息的风险有多大,也不能为医生解决伦理学矛盾。在这种情况下,医生可能需要寻求法律和伦理学咨询。

在案例 3 中,医生有责任告知这个患者的性侣伴他病情的严重性,首先要规劝患者这样做,如果不行,再通过公共卫生法规的规定以及追踪接触者并通知其真实情况来采取措施。同时应该咨询当地法律的条款,如果国家和当地法律允许,应该追踪接触者并通知他们。

在案例 4 中,当医生通过临床表现怀疑有虐待小孩、配偶或老人的情况发生时,应该向行政机构汇报。国家法律不允许医生行使自由裁量权而知情不报。汇报是医生该做的事情,因为急诊科住院医师应该非常熟悉意外创伤和特征性的虐待征象的区别,至于判断是否真的发生虐待事件是调查者的责任。当事人是否看起来体面与事实无关。

4.3.4　保密和公共健康与安全

在某些场合中从患者那里获取的信息可能表明他或她可能对其他人有威胁,从传统意义上而言,某些传染病已属于这一种状况,要求医生向卫生机构报告传染病情况的法律已经颁布了。癫痫和心脏病患者在驾驶车辆时发病,可能会造成对其他人的伤害,因此审判时会要求他们的医生报告当事人的健康缺陷,伦理问题也可能出现。

在以前的案例中,加利福尼亚大学的 Tarasoff 委员会指出,一位大学生告诉他的精神治疗师他要杀了拒绝自己的那位女士,这个威胁并没有被告知那位女士,而后她被这位学生杀了。法院认为这个精神治疗师应该积极行使义务,采取合理的措施来保护第三方,防止其受伤害,陈述了"当置公众于险境时,患者享有的保密权就结束了"。在法院看来,当出现对他人造成严重损害的暴力行为时,可以认为泄密超过了保护在治疗过程中获得的机密信息的义务。我们不清楚这个决议是如何具体运用的,尤其是对于不是在提供一般医学治疗中获得类似信息的精神治疗学家。进一步讲,不是所有的司法权都接受 Tarasoff 规则。面临这样一个处境,医生应该聪明地选择伦理学咨询和法律意见。

案例 1:Cure 先生,患有细菌性脑膜炎,拒绝治疗并且坚持回大学宿舍。

案例 2:一位 28 岁的男性,在医生为其治疗严重的消化性溃疡时,出现了奇怪的态度和行为。医生怀疑他的患者有精神障碍,问他是否看了精神病专家。患者冷静地回答,他曾经治疗过精神分裂症但已经痊愈好几年了。在一次查房的过程中,他突然说道,他想去看所有已过世的政治家并且出席政治聚会,"去看可以为他们做什么"。医生应该向警察报告患者情况吗?

案例 3:在一个透析室工作的肾内科员工被查出丙型肝炎抗原阳性。他向另一位传染病专家寻求建议。专家建议他告知相关方,包括医院的感染控制团队,他说他不想暴露他的诊断。他坚持保密,传染病专家应该采取措施限制这位员工的临床工作吗?

案例 4:一位有特发性癫痫发作病史的 45 岁女性一直在努力抗癫痫治疗。她最后一次发作是在 16 个月前,法律要求医生证明患者 24 个月都没有癫痫发作才能获得驾照。为了有获得驾照的资格,她恳求医生给她开证明,因为她需要开车去上班,她需要工作。

评论:大多数法规要求医生报告某些类型的情况,例如性传播疾病、枪伤、刀伤,可疑的对小孩、伴侣以及老人的虐待。这些法规的目的是保护公共卫生和安全,维护社会秩序。当医生认为发生的事件符合报告的法律标准时,应该遵守这些法规进行报告。我们经常在法律法规和公开演讲中听到"危害自己和他人"的字眼,其实它是非常广义的概念,它可以指一个人性格不稳定,具有威胁他人的倾向,或一个被确诊有暴力倾向的精神患者,或者那些主动攻击他人或伤害自己的人。从临床伦理学的角度来讲,危害自己或他人应当被界定为狭义的概念,即有伤害即将发生或很大程度可能发生的证据。

许多司法有关于 HIV 测试保密的特殊法律,这部法律是用于保护HIV 阳性人群免受大家知道他们的情况时针对他们的偏见。法律规定在没有获得明确同意的情况下不允许人群测试 HIV,还要求必须征得患者的同意才能与其他人或组织分享这些测试结果。但是法律常常会允许照顾患者的医学专家有了解结果的机会,并且允许医务人员可以获得信息以保护其他人安全。一些国家制定了赋予医生通知 HIV 阳性人群的伙伴们的自由裁量权的法律。医生应该知道该领域是否有相关的法律规定。

建议:在案例 1 中,细菌性脑膜炎是一种感染性疾病。因为该患者最后的诊断不明确,可能是脑膜炎球菌性脑膜炎,这个病是有传染性的,在亲密接触时传播迅速,是一种需要报告的传染病,医生有责任将这个信息传达给大学机构,并建议 Cure 先生应该在大学医务室里被隔离开来,以等待培养的结果。

在案例 2 中,对其他人的危险是不清楚的。没有发现任何一个受害者,并且暴力的可能性是不确定的。这种威胁是模糊的,通常情况下,这种事可能不会发生。然而,许多枪击事件的发生是由那些精神明显错乱的人造成,他们中的一些甚至向熟人或在博客上暗示他们的意图,在这种情况下,应该提高警惕。医生应该探究特定的细节:他是否还记得一个特殊聚会在哪? 是什么样的政客?"看看他能做什么"具体是什么意思? 一个参与者可能会问一些问题,比如"为什么你告诉我这些",一个"我只是想倾诉"这样的答案无关紧要,然而"我可能会失去它"这样的回答可能会有麻烦。

虽然参与者可能不是与伤害相关的心理特征方面的专家,但他们可能对特定的特征比较敏感。例如,一些自恋的表达"那些在国会上的家伙知道我很危险,他们是出来抓我的"。这个患者显然需要精神治疗并且应该劝说其寻求精神治疗。严格限制禁止泄露患者信息可能会增加他们的危险性,低于标准的报告对那些精神和心理条件从未导致有害行为的人来说是有害的,基于某些方面的怀疑而让警方监视进行治疗和管理并不利于他们寻求真正的治疗方法。然而,高于制定的标准汇报可能会导致灾难,在目前的环境下,我们倾向于低标准,但是要在有合理的调查支持之下才能报告。

在案例 3 中,这位肾内科透析室员工可能感染其他人,因为他接触患者的可能性非常大并且很难限制他的活动。例如,当进行更换管道或者组织活检时,就会发生有风险的接触。如果他的同伴是新手,缺乏经验,那么发生风险的可能性就更高。"不伤害"是医生最重要的道德义务。他有义务去保护患者免受伤害。如果他拒绝上报自己的状况以及拒绝限制活动范围,他的医生可以不为他保密。因为医生对保护患者的安全负有不可推卸的责任,因此医生有责任去向医院行政机构报告这位肾内科员工的情况。医务工作者对血源性传染病例如丙肝和 HIV 在临床工作中几乎没有隔离,如果他们答应治疗患者,那么患者的隐私通常应该得到保护。然而,关于这点的法律规定在各个州有所不同,临床医生应该了解所在州的法律要求。

在案例 4 中,患者为了获得自身利益而要求医生为她造假,这会导致其他人处于危险中。许多医生在类似情况下考虑到法律规定、患者自身的安全以及其他人的安全会拒绝她的请求。

4.4 临床治疗经济学

4.4.1 问题 4——是否有经济因素引发了临床决策中的利益冲突?

无论何时提供医学治疗,都会产生费用,那些费用一般是患者或家属,或国家保险公司和私人保险公司支付,也有的是机构或个人资助的。支付的方式是复杂的,会遇到很多限制和规定,而对大部分患者和医生是不透明的。最近实施的《平价医疗法案》(ACA,2010,见 4.4.4)旨在减少医疗费用和供应成本,通过激励付款方法的改革(例如,通过负责任的医疗机构)可能会增加付款的复杂性。这种复杂性导致了利益的冲突和其他不公平的操作。医疗改革争论的中心就是这个问题。本书不涉及这个复杂问题的讨论。在现今的体系下,如果我们限制参与支付问题,就可能直接影响患者的治疗决策。

从业人员和机构所面临的伦理问题是经济管理应该如何在政策上和特定情况下影响医疗决策。诸如卫生保健机构、保险公司、工会、公司和政府等第三方的合法权益应该如何影响有关合理治疗的临床决定呢?

一些医生说这些利益影响患者的治疗,社会制度或者经济费用与临床决定无关,他们唯一要考虑的是患者的利益。无论医疗适应证及个人偏好要求什么,都应支持。这个观点是理想的状态,但也是不切合实际的。医生不仅要考虑患者的利益和安全,还要考虑治疗成本。这表明医生要明确他们对患者的诊断和治疗意见的费用和效价比。患者应该了解治疗的费用,从而使他们在决定治疗方式的选择时有一个参考。例如针对治疗方式的选择,应该建议讨论所有可供选择的治疗方式以及费用情况。遗憾的是这种类型的讨论并不多,医生很少知道他们所开医嘱的花费。即使他们知道并且公开了信息,很多患者在比较花费和医疗有效性时,往往会考虑不进行治疗。在这些令人困惑的事件中,会引发很多利益冲突。

案例:S 女士,一位 70 岁女性患者,出现新发的头痛,CT 血管成像显示前交通动脉上一个 7mm 的动脉瘤。神经外科医生建议行开颅手术以切除动脉瘤。而神经外科医生了解当地另一家医院的另一种治疗方式,就是让患者进行微创的血管内动脉瘤治疗方法,这种方法已经通过了FDA 的论证,比起开颅手术来说是微创治疗。S 女士的神经外科医生应该告诉她还可以选择更加微创的手术方式吗?尽管这个手术方式只有在另一家竞争医院才能进行。

评论:如果神经外科医生因为怕失去患者以及费用问题而不告知患者这个可替代的选择,那么他应该完全公开信息的义务就被这种经济上的利益冲突破坏了。这取决于患者是否决定寻求新的、更好的诊疗方式。如果一个替代疗法,比如说微创的治疗,提供了在医院或临床机构不能提供的优越性,那么医生就应该和患者讨论选择的问题。

4.4.2 医疗的不公平和临床治疗

在美国医疗体制中,不同的社会经济地位决定了获得机会和生命质量的巨大差别。ACA 根据私人保险公司以及保险公司所界定的保险支付范围来决定患者可以报销的比例,这样就造成了医疗的不公平性。许多人因为没有医疗保险,或者没有能力支付治疗费用而得不到合理的治疗。医生们尤其是私人医生不得不面对这样的一些伦理问题。

虽然私人医生没有义务为这些未参保或投保不足的人们提供治疗,但是医疗机构和卫生保健机构有义务本着医疗公正和公平的原则为人们的健康服务。个体医疗从业者应该参与到所在医疗机构开展工作,尤其是为未参保人士提供的医疗计划中。此外,私人医生也可以对患者提供免费门诊等一些帮助。同时,医学生、住院医师及更高级的临床医师应该为缺医少药的患者提供服务,可以到当地诊所义诊或到国外参加医疗援助工作。

案例 1:一家大型私立教学型医院的政策是拒绝为未参保人士提供

非紧急治疗,一位 55 岁未参保的艺术家,因高血压(175/105mmHg)、高血糖(275mg/dl)被送入急诊室。急诊室的住院医师希望为患者提供后续治疗。

案例 2:一位著名的内科医生建立了一个精品医疗服务项目,邀请他的患者参加,但需要支付昂贵的年费。他的一些患者,甚至那些有医疗保险的患者,都难以承担这笔费用。对这些患者而言,这个医生是否不道德?

评论:在案例 1 中,在医生为无医保患者提供优质服务的保证与医院基于财务审查的政策之间存在着伦理紧张问题。这对于受雇于医院的住院医师而言,尤其困难。住院医师在他作为一个专业医务工作者的责任和医院针对非医保患者的政策之间产生了利益冲突。其中一个解决途径是为患者寻找合适的替代治疗,例如免费诊所。在案例 2 中,精品医疗项目是一个需要患者支付年费的私人的临床工作形式,一般支付数百到数千美元之间,以换来全天候访问他们的私人医生的资格。医生只接收相对数量较少的患者,使医生能够增加对患者的关注,延长门诊就诊时间,方便患者就医。

一些评论家认为精品医疗项目在卫生体系中是不符合伦理学要求的,因为它不能为每一个人提供治疗,可能会强化卫生体系的不平等性,若这一制度成为普遍性,可能会使医疗的天平向富人倾斜。如果大部分医疗团队都使用精品医疗项目,当医生从先前的临床实践转向 VIP 服务时,也有放弃另一部分患者的治疗的担忧。

精品医疗服务的拥护者则声称,虽然这一制度的确反映了经济的不平等,但在多样付费的体系中,这种不平等是难以避免的。此外,自主原则规定不应该限制患者用自己的金钱购买何种健康医疗保险或服务。患者可能有一种或几种慢性病,少数患者尤其是老年患者将从长期的随访和亲密的医患关系中获益。同样,不应该限制医生决定接诊多少患者及因接诊而获得的合法资金安排。我们认为在现今卫生保健体系下,精品医疗项目是不符合伦理的,它的崛起可能使得已经不公平和不公正的卫生保健系统的现状显得更加不公平。我们建议精品医疗服务对象应该更广泛一些,接受一定数量的财政情况达不到支付标准的患者。

4.4.3 获得急救治疗和重症监护

当生命受到威胁时,患者可能要求紧急治疗。一些重症患者可能没有医保且无能力支付所需的治疗费用。医学伦理中一条古老信条认为，在这种情况下，医生应该提供救助。希波克拉底誓言宣称："如果有机会帮助陷入经济困境的陌生人，那么应给予全力救助……人性的爱和医疗方面的关爱应该相结合。"大多数急救发生在医院里，这些医疗机构在各种各样的合法要求下运作以维持在某些情况下的急救治疗。例如，联邦法律（《急救治疗和现行劳工法》，*The Emergency Treatment and Active Labor Act*，EMTALA）不允许急诊室将任何送到急诊室的伴有急性危重疾病的症状、且若不及时采取急救措施便很可能导致严重后果的患者转送至其他医院。这项规定也适用于女性。只有在这些患者病情稳定后，即接受必要治疗以确保转运过程中不会出现恶化或者女性生下孩子以后，才允许急诊室转运患者至其他医院。尽管有法律约束，医院可能会尝试减少无报酬治疗所带来的经济负担。围绕这个目标制定的政策可能会影响医生们的决定。

案例1：一位28岁的男性在一场汽车事故中因头部受伤被送往乡村医院的急诊室，送来时已意识丧失，伤情并不是很严重的妻子告诉急诊护士，他们没有保险。检查证实患者有小脑幕疝和急性硬膜下血肿，给予了塞米松、甘露醇、苯妥英钠静脉输注治疗。因为乡村医院没有能力提供脑外科手术，因此提议将患者转运至大学附属医院，当大学附属医院得知患者无医疗保险时，转运被延迟。患者在转运至更远的另一所医院的路途中死亡。

案例2：大都会医院（Metropolitan Hospital）位于犯罪和吸毒猖獗的中心地域，其神经外科总是很忙，大部分患者没有保险，因为在那个地区，医疗补助资格标准是很高的，即把大多数患者排除在外，贫困患者其他经济来源很少，大都会医院的医生将主要任务定义为为当地人提供医疗服务，包括那些就医困难的人，尽管医院接受来自偏远地区的急诊患者，但要求从远处转运过来的患者提供有支付能力的证据。

建议：在特殊的案例中，转运政策和在急诊室中做的决定必须基于医疗适应证而不是经济的影响。机构建立限制为贫困患者提供治疗的政策是合法的，但这些政策本身应该与道德标准和法律是一致的。在案例1中，患者的医学指征要求立即进行神经外科干预，应该获得来自大学附属医院的迅速反应，患者的支付能力无关紧要。在案例2中，该医疗机构尝试在有经济支付能力的前提下提供医疗服务。但是在医疗机构工作的医生应该接收急诊患者，这些医生有义务保证急需治疗的患者得到相应的治疗。医生和医务人员的管理者们应当支持医生们这么做。

Beauchamp TL, Childress JM. Allocating, setting priorities and rationing. *Principles of Biomedical Ethics*. 7th ed. New York, NY: Oxford University Press; 2012.

Martin DK, Gibson JI, Singer PA. Priority setting. *The Cambridge Textbook of Bioethics*. 1st ed. New York, NY: Cambridge University Press; 2008: chap 33.

4.4.4　考虑临床决策中的费用情况

　　近年来,医生开药或进行操作时都要考虑费用问题,我们称之为"迷宫脑子的选择"。17 个主要的医疗机构建议医生们减少不必要的检查与治疗。例如建议心血管专家不要给没有心血管症状的患者开运动试验,医生们不要给症状不典型的患者开胸部 X 线检查,不要给没有背部疼痛的患者开背部 X 线检查等,普通的药物比品牌药物便宜一些,也应该被推荐。医生们在考虑费用的同时应该坚持一定的道德标准,一般来说首先考虑的应该是提供符合医学指征和患者选择的治疗。这说明了医生有义务将患者的利益放在自己利益之前,医生给患者的建议应该建立在临床的最佳疗效基础上,而不是在保险公司或机构指定的费用基础之上。患者所承担的费用日益增长,他们有权利被告知有关药物、试验、操作以及住院的预期成本,他们也应该被告知可接受的其他方案的花费。

　　2010 年的 ACA 是上世纪 60 年代开展医疗保险以来最重要的卫生保健法。虽然本书经常回避健康政策问题,但我们认为关于 ACA 对医患关系和个人卫生保健的简要评论是很有用的。ACA 的重要组成部分,比如通过医疗补助计划和私人保险市场来扩大医疗保险覆盖范围,直到 2014 年才实施。

　　ACA 的主要目标是为缺乏照顾的患者提供渠道,提高卫生服务的质量和连续性,扩大初级保健的实用性,并包含医疗卫生费用。所有这些目标,除了成本控制之外,都有可能进一步改善医患关系,但是否可以在实现成本控制的前提下不损害到患者的治疗,且患者有权利为他们自己做出合理的医疗选择,仍然是一个悬而未决的问题。

　　ACA 鼓励脱离传统的为服务付费的模式,改为"捆绑支付医疗费保健系统"或"全球支付"为一体的医疗服务体系。目前捆绑支付的两种模式的代表是:患者为中心的家庭医疗和收费的医疗机构治疗。这两种创新的支付模式鼓励医疗保健的连续性,将支付与治疗措施挂钩,让患者首先去拜访初级保健医生以及提高患者对治疗的满意度。

一些控制费用的措施直接影响了医生的临床决策。医生在某些健康计划中,会为一些特殊的患者制订既经济又有效的临床治疗方案。这种形式建议医生要有成本意识,或对节省了患者花费的医生采取一些奖励措施是无可非议的,必须清楚地认识到后者导致的利益冲突,并且负责地进行处理。一个医生如果为了获得奖金而去建议患者做一个花费少但是效果更差的治疗,这显然是不道德的。

案例:S. T. 先生,一位有 3 年糖尿病史和缺血性心脏病家族史的 52 岁男性,向他的主治医生抱怨,3 周以来出现劳累后胸骨下疼痛,休息时的心电图是正常的,在负荷试验中发现心脏有两支大血管分布处有缺血性改变。患者进行了积极的药物治疗,包括 β 受体阻滞剂、硝酸酯类药物、他汀和阿司匹林。患者的临时状态改善了,但是 3 个月后,再次抱怨胸痛,有时是劳累性的,有时与劳累无关,伴有气短。此时,患者要求请心血管专家会诊,进行血管造影术检查,必要时行支架植入术。他的医生拒绝了这个要求,因为系统显示他进行心血管介入治疗是受到限制的。医生解释了他被拒绝的原因是从现有的检查结果和临床症状,首选药物控制治疗,而不是介入检查和治疗。

评论:患者的医生面临一个利益冲突。她在医疗机构中的工作是给予患者高质量的治疗,她的工资收入部分是基于适当的使用临床治疗服务。在另一方面,她的专业义务是提供给患者最好的医学建议,即使包含了花费较大的介入检查和治疗。如果患者进行最佳的药物治疗后仍有典型的劳累后胸痛,医生如果不建议转诊心内科进一步治疗是不对的。但是患者若是不典型的胸痛,用药物治疗的效果尚不肯定,还需要进一步观察;对患者而言,马上转诊心内科是否是最佳的治疗建议,还值得商榷。

很多这类困境都被解决了,结局还是很不错的。目前,我们承认在灰色地带,医生的做法多样化,医生为了不影响自己的名声和收入,可能选择花费最少的医疗方法。在这个案例中,我们相信医生的判断可能被利益冲突影响,所以可能是错误的。一个大型的临床试验(COURAGE)显示药物治疗和支架植入术效果相当,但针对这个患者,药物治疗失败,并产生新的症状,如胸痛、气短等,需要心内科医生进一步评估,行冠状动脉造影,再决定是否行支架植入术或冠状动脉搭桥手术。

4.5　稀缺卫生资源的分配

4.5.1　问题5——是否存在稀缺卫生资源分配问题而可能影响临床决策？

稀缺资源通过多种社会机制进行分配。医生的数量、行医的环境、患者的支付能力以及对医疗需求的不同——这些因素和其他许多因素导致了医疗资源以某些方式被分配。在市场配置中,尽管有些规定可能会改变市场需求,供给仍然是影响资源分配的主要因素。近年来,人们提出了是否应该明确医疗资源分配标准的问题。例如,俄勒冈州确立了优先权,根据这些优先权,对特定疾病状况的特定治疗将优先于粗略估计的临床结果,且只有符合这些标准的治疗才能由医疗补助计划报销。由于这个问题属于卫生政策的伦理标准范畴,本书中不再予以讨论。但是任何这样的政策都会对临床产生影响,医生是否应该通过平衡社会效益与个体患者利益间的冲突来做出分配决定将成为一个值得探讨的话题,而这有时也被称为"临床限量配给"。

案例:D.P. 先生,一位有长期心脏病与糖尿病的 75 岁男性,因发热、低血压及呼吸短促被送入 ICU,胸片符合急性呼吸窘迫综合征,血氧分压 50mmHg。早晨查房时,实习生询问道,这种侵入性的、费用昂贵的治疗方式是否适用于这样一位患有心脏病与糖尿病,且完全恢复机会可能不足35%的老人? 午间会议时,主治医师在医护人员间发起了讨论,并表示无论是积极的治疗,还是在艰难地抉择后开始保守治疗,都应立即开始。

评论:对医生来说,伦理学问题最少的资源分配方式,便是放弃无效或没有必要的治疗。昂贵且稀有的资源不应被奢侈地浪费在无法从中获益的患者身上,许多医疗干预措施都属于这种情况(见 1.2.2)。当然,决定一种特殊的干预方式什么时候可能是无效的、没有必要的或者略微有益的,这需要迅速地临床判断,即使是最有经验的医生也可能无法做到。此外,考虑到如此种类繁多的干预措施与治疗方式,在任何情况下一个人的治疗失败也无法排除他人治疗成功的可能性。近年的研究结果和临床流行病学趋向可能会有所帮助。正如 D.P. 先生这个案例中阐明的那样,医生自己也无法确定接诊的对象是一名"终末期患者",还是患有危重病却仍有望获得全面康复的患者,尽管对方后来确实恢复痊愈。由主治医师所提出的临床定量配给问题十分富有挑战性。在我们看来，临床定量配给既不合适，也不符合伦理道德。临床决策应该基于医疗适应证、患者的倾向和生命质量，而不是以社会资源的使用为前提，除非有明确的政策指导方针，如同移植问题中所涉及的那样。

Mitchell JJ Jr. The findings of the Dartmouth Atlas Project: a challenge to clinical and ethical excellence in end-of-life care. *J Clin Ethics*. 2011;22(3):267-276.

4.5.2 资源有限的服务供给

整个卫生保健系统在日益增长的服务需求下变得资源紧张。某些资源诸如无偿的治疗基金，可用的医生资源、医院床位、专科医疗中心等相对短缺；即稀缺性取决于相关社会机构的预算及政策决定，而这是可以调控改变的。那么医疗资源应该如何分配呢？这个政策上的问题已经超出了本书的讨论范围。然而，稀缺资源的分配往往直接影响到患者的诊治。所有探讨这个问题的伦理委员都认为资源应该以公平的方式分配。但又由什么标准来构成公平呢？

应该建立一些基础的客观标准，如医疗条件、受益的可能性以及患者年龄，然后在满足这些标准的人群中随机选择，这似乎能达成所谓的公平。而有关这个问题的最典型的三个例子就是医疗分诊、医疗服务的竞争性要求及实体器官的分配。

4.5.3 分诊

分诊是为了在紧急情况下最有效地利用医疗资源对内外伤患者进行分类的做法。在战场上分诊很常见，并且通常被认为是符合伦理规定的。通过分诊可以迅速地确定受伤士兵的优先救治顺序。现在分诊规则已被应用于其他灾难中，如地震和飓风带来的损伤。分诊规则及其基本原理在一本著名的军事外科学手册中有说明：

优先权应给予：①能够迅速归队服役的轻伤员；②需要立即复苏或手术的重伤患者；③没有生存希望的伤员可能被标注为较低的优先权。从军事医学的目标来看，军事医生必须将他的精力用于治疗生存可能性高的人，这在军事医学中被定义为"在恰当的时间和地点为最多的人获取最大的利益"。

Emergency War Surgery, NATO Handbook. Washington, DC: United States Government Printing Office; 1958.

评论:军事分诊的伦理学基础是让需要参加战斗或指挥的人返回军队服役。同样,灾难分诊为消防员、公共安全人员和医务人员等提供优先权,以便他们能够尽早返回进行营救工作。此外,在疫情流行时,疫苗应该分流给最脆弱的人群和必要的医疗护理人员。既往的灾难和严重社会危害事件证实了分诊规则的合理性。但在一般临床情况下,若没有灾难发生,或者突发紧急公共事件、社会秩序遭到破坏的因素影响,让个人需求从属于社会需求的规则是不合理的。

一些有关伤员分类的临床伦理问题被提出,那些因为合法分诊被放弃救援或治疗的患者而导致的死亡在伦理学上是否合理?

案例:在卡特里娜飓风之后,新奥尔良的纪念医院被水淹没,基本上切断了通讯,很多患者被困,这种艰苦的状况持续了 5 天,尽管有一些医务工作者和志愿者的英勇奉献,仍然有一些患者不明原因死亡,几名医生涉嫌加速了几名绝症患者的死亡,被指控犯有过失杀人罪,尽管他们最终被无罪释放。

评论:在这种情况下,伦理与道德被两个相互矛盾的责任所干扰:避免直接致死和缓解痛苦。但因为处于极端和无法控制的情况,这两项责任都不值得提倡,这被称为伦理困境。一些伦理学家坚持认为直接夺取他人的生命在伦理上是错误的。然而,许多伦理学家承认,如果处于这样的困境中,在用尽所有可能的替代方法之后,可以采取其中任何一种方式处理。

Berger JT. Imagining the unthinkable, illuminating the present. *J Clin Ethics*. 2011;22:17-19.

Daniel M. Bedside resource stewardship in disasters: a provider's dilemma practicing in an ethical gap. *J Clin Ethics*. 2012;23:331-335.

Fink S. *Five Days at Memorial: Life and Death in a Storm Ravaged Hospital*. New York, NY: Crown Publishers; 2013.

Kayman H, Radest H, Webb S. Emergency and disaster scenarios. In: Singer PA, Viens AM, eds. *The Cambridge Textbook of Bioethics*. 1st ed. New York, NY: Cambridge University Press; 2008: chap 37.

4.5.4　对治疗的竞争性要求

有时可能会出现人员、时间、设备、床位和其他因素不够用于容纳一定数量患者的临床情况。忙碌的医院急诊科通常设有一名分诊护士,她根据患者的严重程度区分优先次序。然而,既然使用了分诊,那就意味着选择,战争和灾难分诊的基本伦理学原则是依据对社会的良好贡献来划分,由此会引起医疗相关的竞争。

案例1:C.Z. 夫人,是一位71岁的女性,被诊断为肺癌,却拒绝手术治疗,她患有阻塞性肺炎且被送至县社区医院的ICU,7天来她没有改善的迹象。现在她病情减轻了。一次汽车事故的伤者被送入医院,有胸部挤压伤,明显的气胸,以及四肢骨折。这个受伤的患者需要立即使用呼吸机,而在ICU中,需要呼吸机的6个患者里,C.Z. 夫人是预后最差的。但她似乎不能脱离呼吸机,因为如果不持续给予呼吸支持,她可能死亡。那么建议C.Z. 夫人的代理人让C.Z. 夫人让出呼吸机用于这个车祸患者,这在伦理上是合理的吗?

评论:C.Z. 夫人的医学预后很差,她患有肺癌,伴随支气管阻塞和肺炎,治疗效果很差。几天来,她一直昏迷并且可能死亡。现在她无法做出抉择,除了拒绝手术外,关于她的选择我们一无所知。考虑到这些情况,我们急切地需要一个可辨认她目前状况的其他人员提供重要的伦理学参考依据。当那位伤者也处于即将死亡的危险中时,资源缺乏这个背景因素在有关C.Z. 夫人的决定中变得意义重大。实际上,这些情况通常在现场就能做出处理,可以从其他科室调用呼吸机来解决问题。这样实践性的策略常常可以解决伦理上的问题。但如果没有这些解决方法的时候,我们认为在伦理学上,是允许建议停止C.Z. 夫人的呼吸支持的。

案例2:R.A. 先生,一位毒品成瘾者,需要更换第二个人工心脏瓣膜。几位医生强烈反对更换第二个人工心脏瓣膜。这些医生提供了三个理由:①手术是无用的,因为患者将会再次感染;②患者没有关心自己的身体状况,没有戒掉毒品;③这是无意义的使用社会资源。

评论:第一个考虑是基于无效,第二个是依从性差,在1.2.2和2.5中进行了讨论。而第三个考虑,资源的使用,引起了以下新的伦理问题:

(1) 区分社会资源使用的好坏标准是什么?尽管这样的标准可能在理论或政策的水平上制定的,但在临床水平上这样做是不可能的,因为临床医生对社会需要没有一个总体看法,也不了解任何一种特殊的临床决定与社会需要的关系。此外,尝试制定这样的标准也冒着把偏差和歧视引入临床决定的危险。如同我们之前提到的,"临床定量配给"在伦理学上是冒险的。

(2) 我们不能保证通过拒绝这个患者而节省下的资源将以更好的方式被使用。当然,社会资源不仅仅被患者"利用",他们同时流入了医院,到内科医生、外科医生或者护士等手中。

　　建议:为了拒绝再次为该患者提供心脏人工瓣膜,最可令人接受的伦理理由是医疗适应证,即外科手术风险及其伴随的死亡率超过了药物治疗患者的风险。因此,如果在医疗适应证范围内应该提供外科手术,医疗适应证不应当作为拒绝一个合适医疗过程的托词。患者承诺进戒毒康复中心可能是手术的一个条件。然而,当提供手术帮助的伦理责任降低到了患者权利受到直接损害时的程度,正如案例1评论中所讨论的C.Z.女士那样,就需要十分谨慎了。

4.5.5　医疗机构人员配置政策

　　卫生保健机构的规模和构建非常复杂,需要专门的人员安排,以使其效率和经济利益最大化,安排不当可能对患者的治疗产生意想不到的负面影响。其中一个显著的影响就是护士的短缺:患者可能要被迫等待很长时间,有时甚至得忍着疼痛一直等待。同时,医生高效化和高质量的患者治疗新模式也在不断地被贯彻。在其中一种新模式里,医院与住院医师签约,并由他们来专门治疗住院患者,而初级保健医生需要治疗的住院患者则变得越来越少。住院医师可以提供最新的治疗方法,并且当需要时能够很容易地在院内实现。他们的工作能够提高医疗机构的效益和效率,但同时也可能产生意想不到的负面作用。

　　住院医师经常轮转,导致患者不能确定他们的医生是谁;当一个住院医师把他的患者转交给另一个医生时,这种不连续的治疗方式便导致了整体治疗计划的混乱。尽管住院医师能够给接替者提供完整的临床信息,但某些决策的理由,特别是那些有伦理意义的决策(例如决定拒绝心肺复苏)可能会在交接中丢失。而解决这些问题则取决于医院政策的制定和强调有效沟通的组织形式变革。在缺乏有效组织与规划的情况下,住院医师、护士以及涉及患者治疗的其他人员必须对患者的病史以及转接信息特别敏感,而在转接患者的过程中医生必须十分小心。

Arora VM, Johnson JK, Meltzer DO, Humphrey HJ. A theoretical framework and competency-based approach to improving handoffs. *Qual Saf Health Care*. February 2008;17(1):11-14.

4.5.6　实体器官的移植分配

　　某些移植器官的稀缺是"相对"的,也就是说,因为某些政策或社会机构才使它们变得稀缺,而改变这些政策和机构的规定就能使它们变得容易获取。但其他移植器官的稀缺则是"绝对"的,当没有足够的器官来源时,无论移植政策如何,这类移植器官仍是稀缺。对于绝对稀缺的实体器官资源,很多患者都是候选对象,因此又称为保有希望的器官。器官移植是现代医学的一个伟大的成就,是人类历史上前所未有的,当出现重要器官如心脏、肾脏和肝脏衰竭时,通过及时的捐献器官移植,便可以将患者从死亡线上挽救回来。在这种情况下,器官本身将拥有伦理价值:如果将它使用在一个患者身上,则无法再用于另一患者。将器官用于不太合适的接受者,随后却因为移植排斥或者患者的死亡而损失掉这个器官,相当于剥夺了一个更合适的接受者的存活机会。这体现了一种不寻常的"稀缺资源":重要的器官必须尽其最高和最好的使用价值。既然如此,器官移植又该如何做到公平的资源分配呢?

器官移植的基本伦理原则要求器官源于真正的捐献,也就是说,它是捐献者自愿给予接收者的礼物。活体捐献者通常可以在亲属之间进行肾脏和肝脏的移植。此外,公民可以指定他们的器官在其去世后被再次利用,这是美国法律所批准的。由所有州通过的"统一遗体捐赠法"为识别捐赠者提供了一个系统,通常在驾驶执照上注明。一般情况下,未经死者事先授权,亲属不得从死者身上取任何器官。大多数移植器官都是从符合标准化大脑死亡的人身上获得,尽管在此之外还有一项提倡循环死亡后捐献的议案。然而近年来,由于死亡捐助者的数量保持相对恒定甚至不足,越来越多的器官从相关或不相关的活体捐献者或扩大的死亡捐助者中获得,其中包括了年长的捐助者,而远非那些生前便同意死后遗体捐赠的人。许多州法律要求医生向当地器官采购机构报告患者即将死亡的病案,然后派遣经过培训的人员向家属请求器官捐赠。

尽管通过这些努力增加了器官捐赠量,但实体器官的需求依然远远超过供应。2013 年,美国共有器官移植 28 954 例。然而截至 2013 年底,所有机构的候补名单上有 123 000 多人,其中当年就有 6 259 人在等候移植的过程中去世。换而言之,获得和分配器官的标准必须被充分理解,并且必须保持基于这些标准的制度的公平与公正。而这种制度的关键点则在于:①避免通过社会价值标准来评判;②充分认识患者的潜在获益;③用于迫切需要的地方;④避免基于性别、种族或社会地位的歧视;⑤采用公众认为的公平透明程序。

在美国,由政府支持的私人组织——器官共享联合网络(United Network for Organ Sharing,UNOS)负责管理全国移植名单,地方器官获得组织(organ procurement organizations, OPO)负责监督器官分配。UNOS 政策根据医疗状况、血型、紧急程度、候选名单上等待的时间以及捐助者与接受者之间的地理距离来分配器官,并由计算机系统管理这些数据。目前 UNOS 有关获取和分配的政策可以在线获取。

公平的一个重要特征是基于临床指征的客观性。例如在肝移植早期,分配制度严重依赖于医生的主观评估(腹水的程度、肝性脑病分级、ICU 入院需求)。这个主观分配系统更易于被外界所影响,因此不公平地使某些患者提前至移植候选名单的顶端。而现有的分配制度已经发展为一个基于客观实验室标准(总胆红素、血清肌酐,以及凝血试验)判断疾病严重程度制度。客观的评判标准主要是依据 MELD 评分(终末期肝病模型)和血型,并根据他们在未获得移植的 3 个月期间内预期存活情况,给予每名成人患者 6~40 分的评分。这个评分的一种特殊权重情况应用于肝肺综合征、家族性淀粉样变和肝细胞癌的患者,这类患者由于疾病的快速发展而被给予额外的 MELD 评分。

在 2014 年,UNOS 引入了一种新的已故捐赠肾分配系统,其效用概念主要基于与血液透析相比,从移植中所获得的净生命年多少来体现。UNOS 的既定目标是开发一种新的分配算法,目的是"在所有的接受者中实现最大生命年的移植"。考虑到可用的器官池,将每个肾脏分配给有最大移植生命年(life-years from transplantation, LYFT)的候选人,这是一种最大限度延长患者寿命的方法。

Ross LF, Thistlethwaite JR Jr. Potential inefficiency of a proposed efficiency model for kidney allocation. *Am J Kidney Dis*. 2008;51:545-548.

移植医学中,器官获得和分配有着复杂的伦理和法律体系。体系中有专门掌握移植器官资料和负责与移植服务部门交涉的临床伦理学家,而其他的临床伦理学家可能对移植伦理学并不熟悉。如果被要求咨询,他们应该熟悉上面的讨论和下面引用的文献。管理移植的各个机构通常有能够胜任伦理和法律问题的人员。

Lo B. Ethical issues in organ transplantation. *Resolving Ethical Dilemmas: A Guide for Clinicians*. 5th ed. Philadelphia, PA: Lippincott Williams & Wilkins; 2013: chap 41.

Munson R. Organ transplantation. In: Steinbock B, ed. *The Oxford Handbook of Bioethics*. New York, NY: Oxford University Press; 2007: chap 9.

Wright L, Ross K, Daar AS. Organ transplantation. In: Singer PA, Viens AM, eds. *The Cambridge Textbook of Bioethics*. 1st ed. New York, NY: Cambridge University Press; 2008: chap 20.

案例 1:J.J. 先生是一位 50 岁的男性,伴有原发性胆汁性肝硬化引起的晚期肝病。近年来,他已经经历了几种并发症,包括门静脉高压、胃底静脉曲张出血、腹水和一次肝性脑病。他的 MELD 评分为 26 分。因为他居住的地方的等待名单很长,而他本人又是 O 型血,所以除非 J.J. 先生的 MELD 评分能达到 35 分,否则他不太可能获得肝脏供给。因此,在医生建议下,J.J. 先生将自己列在了多个地方的多个列表里,以增加他在疾病早期获得器官的可能性。

评论:利用多个等待列表是不被禁止的。UNOS 制度要求患者知晓存在多个列表的情况。然而允许患者被列入多个列表是否公平仍然存在质疑。更有钱的、消息更灵通的、更灵活的患者在加入多个列表系统中有明显的优势。这个广泛使用、容忍甚至推荐的"游戏系统"方式,将等待名单上的许多患者的不公平待遇引入到一个旨在克服不公平的系统中。我们认为,多列表系统并不能解决器官分配制度中的利益冲突,反而加剧了这种冲突。

案例 2:两年后,案例 1 中的患者 J.J. 先生,仍然在等待肝移植(尽管排在了多个列表中)。他和一个自称为他最好的朋友的人一起去了外科医生的办公室,并说他已经阅读了一些使用活体捐献者进行节段性肝移植的移植计划,而 J.J. 先生的朋友则说自己志愿成为活体捐献者,外科医生有几个问题:①一个健康人应该承受与供体移植手术有关的发病率和死亡率的重大风险吗?②由于外科医生没有执行过活体捐献的程序,J.J. 先生应该被纳入有执行过此类程序经验的项目吗?③外科医生可以证实这个人真是好朋友而不是同意有偿捐献的雇佣志愿者吗?④外科医生应该打探一下以确定这件事情的真实性吗?

评论:尽管从开展移植手术以来,已有活体肾脏捐献者的案例,但在健康人身上做手术以使另一人得益,仍然存在伦理学问题。如果捐献者是一位知情、自由、不被强迫的志愿者,他了解参与这个手术的风险,那么这种做法被认为是符合伦理的。然而节段性成人肝移植比肾移植有更高的供体风险。此外,通过购买来获得器官在美国及其他大多数国家都是非法的。因此,我们必须清楚 J.J. 先生的朋友是一位知情、自由、不受强迫的捐献者。外科医生应该和志愿者私下进行交谈,告知他手术的风险。联邦法律要求移植项目要有一个"捐献辩护律师"。这些辩护律师能够更深入地探讨强迫的可能性以及捐献者的医疗合适性。任何怀疑强迫或者有经济诱因的情况都将取消捐献者的资格。此外,外科医生应该将这个案例转交给其他在活体捐献手术中有丰富经验的项目组。

4.5.7 活体非亲属捐献者

案例2提出了关于使用活体非亲属捐献者进行器官移植的问题。在那个案例中,可能存在的胁迫与非法捐赠报偿成为了主要的伦理问题。然而,由于捐献者稀缺,一些移植项目现在接受既不在遗传上也不在情感上与接受者相关的捐献者,这就是所谓的活体非亲属捐献,又称为非直接捐献,匿名捐献,陌生人、见义勇为者或者无私捐献。由于移植的伦理基础是无私捐献,而考虑到他们的医疗适用性,似乎这样的捐献没有任何问题。然而,一些移植服务中心担心,这种需要承担外科手术重大风险的无私行为可能隐藏着潜在的精神状况问题,而非真正的自由和非强迫。在美国的一项关于器官移植的计划里,31%的潜在非亲属捐赠者因为心理状况不合适而被拒绝。因此,仔细的心理评估在伦理上是必要的。

另一个担忧是,过度招募非亲属捐献者可能导致私人支付捐献者器官费用的危险。移植组织已经在他们的采购协议里制定了相关保护措施以避免这种危险。然而,世界各地的器官买卖和商业交换仍然在增长,国家立法应旨在削减这些行为,而国际器官移植组织也应该制定政策来阻止他们。由于这种商业交易建立在生死关头,这样的动机便会促使其滋长。然而,我们必须强调公正、公平和防止剥削的伦理重要性。

Adams PL, Cohen DJ, Danovitch GM, et al. The nondirected live-kidney donor: ethical considerations and practice guidelines: a National Conference Report. *Transplantation.* 2002;74(4):582-589.

Hippen B, Ross LF, Sade RM. Saving lives is more important than abstract moral concerns: financial incentives should be used to increase organ donations. *Ann Thorac Surg.* 2009;88:1053-1061.

Matas AJ, Garvey CA, Jacobs CL, et al. Nondirected donation of kidneys from living donors. *N Engl J Med.* 2000;343(6):433-436.

Tilney N, Chapman J, Delmonico F. Debate on financial incentives is off the mark of national and international realities. *Transplantation.* 2010;89:906-907.

4.5.8 心脏死亡后的捐赠

获得维持生命的器官的通常程序要求在器官切除之前必须宣告已通过大脑死亡的标准(见1.5)。而近些年来,又引入了一种称为心脏死亡后捐献或无心跳捐献的新程序。尽管起初有争议,但现在渐渐地被认为是符合伦理的。

案例:一位43岁的女性被送入急诊室,嗜睡、神志不清、黄疸,伴有瘀伤、扑翼样震颤以及腹部肿胀,且有4天的恶心和腹泻病史。诊断为摄入毒蘑菇引起的暴发性肝衰竭。在同一所医院,一位24岁男性在车辆撞伤后的4个月里一直处于植物状态。他现在依赖呼吸机存活,因为之前曾三次尝试脱离呼吸机,他都没有自主呼吸的能力。他的父母已经通知ICU的主治医生,他们准备撤去呼吸机支持,同时也表达了患者死亡后器官捐献的意愿。一位来自肝移植部门的医生建议,这个患者应该送往手术室终止通气支持,并切除肝脏以便移植。但ICU的主治医生却问道,这是否与器官仅在标准大脑死亡宣告后才能被切除的伦理规则相符。

评论:无心跳捐赠的实施的确扩展了死者捐献规则。患者被送去手术室,取消生命支持,给予止痛药物,并在心脏停搏后宣告死亡以开始器官切除手术。这种做法的伦理标准要求患者没有恢复的希望,并已获得指定代理人的许可,且不得给予加速死亡的药物。运用这种器官获取方式的组织应该有明确的政策,确保这种做法不会损害捐献者的适当治疗,此外还要获得许可,且所有操作都得以透明的方式执行。

Bernat, JL. The boundaries of organ donation after circulatory death. *N Engl J Med*. 2008;359:669-671.

Daar AS. Non-heart beating donation: ten evidence-based ethical recommendations. *Transplant Proc*. 2004;36(7):1885-1887.

Institute of Medicine Committee on Non-beating-heart Transplantation. *Non-Heart Beating Organ Transplantation: Practice and Protocols*. Washington, DC: National Academy Press; 2000.

4.5.9 移植旅行

器官的国际贸易十分活跃。在网页和其他通信网络上可获得器官及快速移植的广告,并提供便利齐全的康复设施,就像在度假一样。中间商暗中在贫穷国家便宜地买入器官,然后在发达国家以昂贵的价格卖出,使等待器官的患者与在本国相比,能更快地进行移植手术。为了获得器官进行移植而出国旅游,通常被称为移植旅行。尽管很多海外移植中心拥有技术能力,且通常是在合法获得器官的指南范围内进行手术,但是其他很多组织仍受质疑。众所周知,某些海外医院的移植器官来自无法获知移植捐献知情同意的患者。例如强迫配偶进行活体捐献(印度),或者让没有受过教育而不能理解这个行为的危险性与后果的人进行活体捐献(印度、巴基斯坦、菲律宾),以及将贩卖器官视为满足日常需求的收入方式的穷人进行活体捐献(印度)。

在美国,所有移植中心都有活体捐献的辩护律师或者律师团队来确保捐献者的安全、福利以及知情同意。目前尚不清楚除美国之外的其他国家是否对活体捐献者提供这样的保障措施。例如在印度,很多捐献者在捐赠器官后发生了严重的医学并发症,并且事后通常后悔这样做。此外,通过贩卖器官所得的收入很少能使他们脱离贫困。

海外移植项目可能有更宽松的标准来接受患者进入移植等候名单。在美国,当患者不能从移植中获益时,会将他从器官等待列表中移除。患者在海外寻找移植机会时,对允诺其会有较好预后的移植中心须十分小心谨慎。因为事实上,患者可能并不能从移植中获得好的预期效益,而这些不现实的期待对患者和家属来说十分昂贵。

美国移植团队有时会遇到参与了移植旅行,然后再回到美国寻求移植后治疗的患者。这可能导致医生和护士的伦理不适感。有时患者会带着来自国外医院开出的不适当的免疫抑制剂回到美国。有时这些患者回国时伴随着许多并发症,例如严重的感染(包括 HIV 和肝炎),并且缺乏相关的医疗记录(或者是由外文书写)。而通常来说,他们缺乏器官来源的相关文件。

在美国,所有主要的移植组织和移植中心都不鼓励移植旅行及相关的器官售卖行为。然而,绝望的患者经常会选择移植旅行,然后回国进行接下来的长期或急性治疗。这给国内移植中心带来了伦理学问题,他们可能在违法的交易中间接成为同谋。更严重的是,在国外移植失败后需要再次移植的患者可能占据其他在等待列表上准备移植的患者的器官。

案例:在 7 年的透析之后,C. 先生注意到一个在巴基斯坦提供肾移植的网站,而其要求的费用在 C. 先生的承受能力范围之内。他前往巴基斯坦,居住在一家舒适的旅馆里,从一个他不认识的捐献者身上移植了肾脏,并在三周后返回家中。他现在正经历着尿痛和腰痛,于是打电话给他的医生 M. 肾病学家,预约了一个门诊。这个肾病学家很惊讶地发现 C. 先生在海外接受了肾移植,并且对他购买器官一事感到困扰,因为这个肾病学家所在的移植中心强烈抵制移植旅行行为。那么他应该接受这个患者吗?

评论:除紧急情况外,大多数移植机构的咨询政策都不鼓励接受这类患者。然而,如果他们之前就是这些机构的患者,那么拒绝这些人就显得不公平。因此,建议移植机构警告当前的患者不要出国,并且通知他们,如果回来的时候有任何医疗问题,他们将不被接受。同时建议列出移植法律法规薄弱,以及不保护本国人民利益的国家。最后,美国移植项目可能会选择与医疗水平高的国外项目,以及器官获取政策与美国法律相似的国家建立转诊关系。

建议:在没有当地政策的知情警告情况下,M. 医生应该接受这个患者。然而,他应该坚持要求他所工作的当地移植中心建立相应的政策以应对未来的相似案例,如同上述评论中所描述的那样。

Badiani-Saberi DA, Delmonico FL. Organ trafficking and transplant tourism: a commentary on the global realities. *Am J Transplant*. 2008;8:925-929.
Canales MT, Kasiske BL, Rosenberg ME. Transplant tourism: outcomes of United States residents who undergo kidney transplantation overseas. *Transplantation*. 2006;82:1658-1661.

4.6 宗教对临床决策的影响

4.6.1 问题6——是否存在可能影响临床决策的宗教问题?

宗教信仰和各种宗教组织的教义是与医疗保健有关的。宗教在面对痛苦和死亡上提供了有力的观点,大多数美国人都有他们的宗教信仰。同时,许多来自其他文化的人也都深信着他们的宗教传统。经验显示宗教信仰价值体现在生病和死亡的时候。宗教顾问和牧师在医疗保健方面发挥了重要的作用。但由于科学对信仰的质疑以及职责上为避免偏向于任何宗教立场,西方医学长期与宗教保持着距离。然而,很多医生尊重患者的宗教信仰,并且允许它影响患者的医学治疗。天主教和基督教对于健康和医疗都有很多教义,可能会规定或者禁止某些干预措施。拥有美国人通常不熟悉的多种形式宗教信仰和精神信仰的人,现在都能在美国医疗保健环境下作为患者和提供医疗服务的人出现。因此,临床伦理学中宗教的地位是复杂的。我们发现,当患者拥有坚持拒绝医学治疗的信仰时,临床伦理问题就会出现。我们注意到了宗教在临床治疗方面的一些影响。

Boyle JM, Novak D, eds. Religious and cultural perspectives in bioethics. In: Singer PA, Viens AM. *The Cambridge Textbook of Bioethics*. New York, NY: Cambridge University Press; 2008. Section IX.

Dorff EN. *Matters of Life and Death. A Jewish Approach to Modern Medical Ethics*. Philadelphia, PA: Jewish Publication Society; 2003.

Guinn D, ed. *Handbook of Bioethics and Religion*. New York, NY: Oxford University Press; 2006.

Kelly DF, Magill G, ten Have H. *Contemporary Catholic Health Care Ethics*. 2nd ed. Washington, DC: Georgetown University Press; 2013.

Mackler AL. *Introduction to Jewish and Catholic Bioethics. A Comparative Analysis*. Washington, DC: Georgetown University Press; 2003.

O'Rourke, KD, Boyle P. *Medical Ethics: Sources of Catholic Teaching*. 4th ed. Washington, DC: Georgetown University Press; 2011.

案例1：M. R. 先生，一位66岁的男性，刚刚因胰腺癌做了 Whipple 手术。但他在手术后恢复困难，术后2周仍留在医院。他的家人，R. 夫人和5个成年孩子都在病房里陪着他，他们都是虔诚的基督教徒。外科医生K. 医生，每天要查房两次。每次他来到病房时，家属都要求K. 医生与他们一起为M. R. 先生的康复祈祷，但是K. 医生并没有宗教信仰。在一次查房中，M. R. 先生的一个儿子向K. 医生展示了他在网站上找到的一篇文章，称研究表明为患者祈祷能使其恢复得更快，因此向K. 医生重申了与他们共同祈祷的邀请。

案例2：N. A. 医生是一位妇产科协会认证的家庭医生，她在一个拥有大量埃塞俄比亚和索马里移民的社区诊所里工作。由于N. A. 医生对他们生活方式的同情和理解，她赢得了这个社区中女性的信任。她是在伊斯兰国家长大的，学习过《古兰经》和古典伊斯兰教传统。一个索马里妇女代表团拜访了N. A. 医生，问她是否会定期给这个社区的年轻女性做割礼仪式。那个手术通常被称为阴蒂切除术，而反对者则称之为生殖器切除术，现在由未经医学培训的女性完成。N. A. 医生的拜访者们认为，她应该明白这个仪式是任何虔诚的穆斯林女人所必需的。然而N. A. 医生见证过割礼过程中发生的医学问题，所以很反感这种做法，并且在她对伊斯兰教法的认知中，这并不被《古兰经》或者传统的先知所要求。

案例3：一个医院为大量来自老挝的苗族移民提供服务。很多苗族人不信任西方医学，并且认为手术、麻醉和输血是危险的。然而，他们对萨满祭司的治疗仪式深信不疑。于是，这个医院启动了一项计划——让萨满祭司们通晓医学，并允许他们对患者进行适当的仪式治疗。

评论：尽管医生不太可能成为宗教教义的专家，但他们可能会遇到需要和患者谈论宗教问题的情况,而忽视这些需求似乎并不明智。有时医生可能选择将患者和家属引荐给更富有同情心的同事或牧师。有时,医生也可能希望让患者和家属参与对话以了解他们的信仰,并讨论这些信仰是否会影响到他们的治疗。但这种对话应该是理智、坦诚、相互尊重的,并且有正确的信息资料,而这些信息可以从牧师或者其他来源获取。

建议:案例1中揭示了在满足患者和家属的请求与维持自我信仰时,可能会造成紧张的医患关系。医生加入家庭祷告,或者婉拒,这两者都是可接受的。而在这个实例中,外科医生可能告诉家属,他会将他们的意愿传达给同事和医院的牧师。当然,他应该避免对有关祷告治疗效果研究的科学性质做出任何贬低的评论。

在案例2中,N. A. 医生面临了一个伦理困境。她不希望失去这些非常需要自己的女性的信任,但是她不想看到年轻女性被这粗暴的、不必要的并且危险的手术所伤害,也不希望成为压迫女性仪式上的共犯。在这个事例中,后者的重要性迫使她拒绝。她可以借此机会就这些妇女与她们共同信仰的宗教法律以及这种做法的医疗后果开展相互尊重的对话。此外,可能会问及这种行为是否构成儿童虐待。

案例3本身并没有呈现出伦理学问题,而是提到了文化和宗教的差异及其对医疗保健影响的敏感话题。苗族萨满、西班牙术士和其他文化中相似的角色,在他们的文化里,并不太像牧师在医疗行业中所扮演的医生角色。因此,他们可能被排除在现代医学的医疗环境之外。而这家医院则试图将苗族萨满以兼容且互补的方式纳入优质的医疗保健服务当中。

4.7 法律在临床伦理学中的角色

法律已经在本书中多次被提到,因为医学实践一直以来都是立法的主题,并且许多司法案件中都涉及了医学实践,尤其是医生被控诉为过失方时。近年来,医药卫生领域的立法、诉讼和监管规模显著增加。尽管医学专业人员很少了解详细的法律知识,但他们应该能识别潜在的法律问题,并知道何时应该寻求法律指导。对于任何与临床伦理学相关的人,了解相关法律问题的一些常识是十分重要的。例如,本书中讨论的诸如知情同意书、保密性、预先指令及许多其他问题的主题既有伦理方面的问题,也有法律方面的问题。

Menikoff J. *Law and Bioethics. An Introduction.* Washington, DC: Georgetown University Press; 2001.

4.7.1   问题 7——可能影响临床决策的法律问题是什么?

当医疗保健中发生伦理冲突时,法律规定有时会限制伦理选择,甚至带来伦理冲突。例如,医生可能在良心上认为自己有道德义务去通过药物帮助患者死亡(如巴比妥类药物),从而使患者结束自己的生命。然而,其所在州的法律禁止医学协助死亡,因此将之判定为犯罪行为。医学专业人士有时也会在保护患者治疗机密性的伦理责任和提供保护公众健康与安全报告的法律责任之间感到冲突。一般来说,职业道德准则是强加给专业人员的法律责任。医生有时可能因为繁重的法律责任而感到沮丧,例如报告 HIPAA 在患者数据交流方面的限制。医生偶尔会错误地解读法律,而将责任强加于自己身上。同时,一些医生对责任感过于担心。研究表明,医生可能从一些不可靠的来源,即从别的医生处寻求法律信息。

McCreary SV, Swanson JW, Perkins HS, Winslade WJ. Treatment decisions for terminally ill patients: physicians' legal defensiveness and knowledge of medical law. *Law Med Health Care*. 1992;20(4):364-376.

我们在处理特殊的伦理学问题,例如放弃生命支持并签署知情同意时,需要提供联邦法律、州法律和司法裁决的摘要。当在临床伦理学中提及这些或者其他法律标准时,阐明它们与正在讨论的案例的相关性至关重要。通常,法律案件的情况与临床案例情况区别较大。一个州的法律不适用于其他州;一个司法管辖区的司法判决可能与其他司法管辖区的判决相关或者无关。如果在临床伦理学案例中出现了法律问题,应该谨慎地向知识渊博的生物伦理学家寻求法律意见。然而拥有法律学位并不能保证能熟悉生物伦理学,但医院应该保证其法律顾问拥有这种能力,并且其风险管理部门也应同样具备这样的能力。医院伦理委员会应该有能力辨别其成员或者其他人中哪些适合做法律顾问。

一个常见的错误是让法律讨论取代伦理学讨论。尽管法律问题可能与案件相关,但他们很少能解决伦理学问题。因此正如本书所述,伦理学问题必须通过伦理学观念和论证来进行分析。

4.8   临床研究和教育

4.8.1   问题 8——是否有临床研究和教育的考虑而影响临床决策?

临床研究对于现代医学来说是至关重要的。新的治疗和诊断干预必须通过应用于人类来进行评估和测试,而且这些人必须是患有既定疾病的患者。过去,患者既不了解也不愿意参与临床研究项目。如今,这在伦理学和法律上是不被接受的,因为研究与治疗显然是不同的概念,而医生应当知道两者间的区别。在从事临床研究工作时,他们应该意识到自己的责任。到目前为止,大多数的研究都是由受过训练的研究者在医院内完成的。现在,很多制药公司邀请医生参与到研究方案中,将他们的患者纳入临床试验。然而许多临床医生几乎没有接受过研究培训,可能并不熟悉其中的伦理要求。因此,研究人员应该确保他们所接受的协议符合联邦规定。同时,美国国立卫生研究院(National Institutes of Health)应该对研究人员进行伦理培训。

Beauchamp TL, Childress JF. The dual roles of physician and investigator. In: *Principles of Biomedical Ethics*. 7th ed. New York, NY: Oxford University Press; 2012.

Levine RJ. *Ethics and Regulation of Clinical Research*. New Haven, CT: Yale University Press; 1988.

Lo B. Clinical research. *Resolving Ethical Dilemmas: A Guide for Clinicians*. 5th ed. Philadelphia, PA: Lippincott Williams & Wilkins; 2013: chap 28.

Singer PA, Viens AM. *The Cambridge Textbook in Bioethics*. 1st ed. New York, NY: Cambridge University Press; 2008: sec V.

IRB: Ethics and Human Research. The Hastings Center. www.thehastingscenter.org/Publications/IRD. Accessed March 4, 2015.

4.8.2 临床研究

研究本身包含了很多利益冲突。但最明显的临床伦理学问题是,当医生也是一名研究者时,临床研究便构成了内在的利益冲突。临床研究医生有义务对特殊患者进行治疗,同时也有义务根据计划进行严谨的研究,而这两项责任可能偶尔会发生冲突。同时,研究对象通常包括一般人群,而不仅仅是医生研究者的患者。问题是一旦处于医生的观察下,这些普通受试者便成为了某种形式上的患者。对于他们,研究人员是否该像对待常规患者一样负有相似的责任呢?

Jonsen A, Miller F. Research with healthy volunteers. In: Emanuel E, Grady C, Crouch R, Lie R, Miller F, Wendler D, eds. *The Oxford Textbook of Clinical Research Ethics*. New York, NY: Oxford University Press; 2008.

4.8.3 临床研究的定义

临床研究定义为涉及患者或正常志愿者的任何临床干预或观察,并根据计划实施以普及科学知识。计划规定了研究技术,如随机化和双盲法,以及确定数据有效性所需的统计学方法。研究的效益造福于研究课题以外的人,即未来的患者、专业研究人员以及整个社会。甚至当研究结果仅使个人获益(例如实验性的药物治疗可能使得癌症进入缓解状态)时,未来的患者也能从研究成果中受益匪浅。研究计划通常被设计为临床试验,患者随机接受研究干预,或者替代治疗(可能是目前最好的疗法或安慰剂)。这种随机在伦理学上被称为临床平衡。也就是说,相关专家团体认为,根据试验开始时可获得的证据,研究干预和替代治疗之间并无显著差异。而研究的目的则是为了验证这个假设是正确的或错误的,以支持其中的一种疗法。另外,患者和一般调查者都不知道受试者接受了哪种干预。

London A. Clinical equipoise. In: Steinbock B, ed. *The Oxford Handbook of Bioethics*. New York, NY: Oxford University Press, 2009: chap 24.

4.8.4 临床研究的规则

临床研究以几项已颁布的声明中的伦理原则为指导,主要是《纽伦堡原则》《世界医学大会赫尔辛基宣言》,以及美国联邦法规(US Federal Regulations)序言(通常被称为《贝尔蒙报告》,*Belmont Report*)。由美国卫生和人类服务部(US Department of Health and Human Services)颁布的联邦法规规定了所有在接受联邦资金的机构中进行研究的详尽规则,以及任何在私营行业中进行的研究都需要申请 FDA 批准。其中,以下行为需要符合这些规定:

(1)由机构审查委员会(institutional review board,IRB)审查拟议的研究。这些委员会一般位于大学或者研究机构中,尽管现在有由政府授权批准来审查私人调查员的研究的商业 IRB。IRB 由有能力理解计划书的人组成,其中一些人独立于机构之外。IRB 审查计划书,并建议批准或不批准纳入某资助机构。有关研究的伦理问题必须在审查过程中得到解决,例如适当的风险/获益比、知情同意的细节以及对合格受试者的补偿。

(2)IRB 必须确保在招收受试者时提供了有关研究目的、过程和风险的信息。这些信息必须强调参与研究的自愿性质,并表明患者拒绝参与不会损害所有患者的正当治疗。避免"治疗误解"很重要,即避免暗示患者是某种有利的治疗方式,以及"新"意味着"更好",同时也必须避免因为过度补偿及研究者个人的专业权威而产生的强迫参与状况。调查人员应该通过自己的努力以确保研究对象理解和同意协议书的条件,其中有包含了基本信息的同意书。

(3)IRB必须确保参与者筛选的公正性。必须注意选择合适的人群作为研究参与者;即研究人员必须避免利用弱势群体。联邦法规确定的弱势人群为儿童、精神上无行为能力的人和监狱囚犯。他们的参与须符合特殊的规定;而他们有时也被排除在研究对象之外。调查人员必须力求在符合计划书目标的范围内实现种族和性别平衡。

45 *Code Of Federal Regulations* 46:1981: Revised 2009. www.hhs.gov/ohrp/ humansubjects/. Accessed March 5, 2015.

Sugarman J, Mastroianni AC, Kahn JP, eds. *Ethics of Research with Human Subjects. Selected Policies and Resources.* Frederick, MD: University Publishing Co; 1998.

4.8.5 创新性治疗

尽管新的药物和设备在上市前必须经过试验,但是医学包括的东西远不止药物和设备。新的诊断和治疗方法不断发展,其中一些可能通过正式的研究进行测试,但其他很多在正式确定效用前会由个别医生进行尝试使用。医生可能用FDA批准的标签标示外的药物来治疗超出该药物批准范围的疾病。外科医生也可能在手术过程中更改或创建全新的手术操作方式。

评论:这被称为"创新性治疗"。临床医生可以将这些方法用于特定患者的治疗,但他们应该谨慎行之,并确信这种新的用法或者程序应当是安全而有效的。因此,创新性治疗并不受管理研究的法规和条例所支配,但它应该抱有同样的科研精神。应该寻求知识渊博的同事的建议;尽可能准确地计算出风险/获益比率;并且应该获得患者对没有试验过的治疗方案的知情同意。如果临床医生认为这个创新性治疗可以被推广至标准治疗方案中,那么建议制订一个设计合理的研究方案。在疗效可疑的情况下,临床医生应该向IRB寻求有关创新性治疗可行性的建议,以及是否应该仅在合理设计和审查的计划中提供这种治疗,因为使用创新性治疗时也可能会导致医疗事故。

研究性治疗描述了正在发展中的诊断和治疗形式,尚未达到正式设计的临床试验所能证实功效的阶段。现存的数据一般表明研究性治疗是有希望的。当患者处于没有有效治疗方案可以选择的境地时,可能会寻求这种治疗。而他们的医生即使怀疑其疗效,仍然渴望能为患者提供希望。保险公司通常明确地将研究性(有时称为实验性)治疗排除在保险范围之外,且医疗管理机构通常也不推荐使用这种治疗。然而,一些保险公司和医疗保健机构愿意对有前途的、显现出临床适用性的研究性治疗进行投资。

案例:造血干细胞移植作为许多恶性血液病的一项标准疗法正在迅速开展。来自 HLA 匹配供体的异体干细胞移植对复发性霍奇金和非霍奇金淋巴瘤、复发性和高风险的早期急性淋巴细胞性白血病、骨髓增生异常症,以及多发性骨髓瘤具有治疗潜力,并且对其他诸如慢性粒细胞性白血病和再生障碍性贫血的病情也有缓解作用。骨髓移植通常被视为难治性疾病的最后希望。这些发展都是朝向未知的研究与试探。当患者面临着几乎必死的疾病时,他们可能愿意接受与实验性干细胞移植相关的高死亡风险。

评论:应当非常谨慎地引入研究性治疗。这些治疗的承诺往往难以实现,而其副作用却常常被低估。与此同时,患者可能没有其他的追索权,而医学却通过这些试验性治疗的脚步逐渐前进。医生应该尽一切努力确保他们的患者用现实的眼光看待风险和获益。医疗卫生计划的管理者应对研究过程制定明确的规定和赔偿政策,并建立评估此类治疗方法的手段。在 20 世纪 90 年代,晚期乳腺癌高剂量化疗后进行干细胞移植得到了一些有利的报告结果,这促使许多女性和其医生都去寻求这种研究性与高风险性的治疗方式。来自患者的压力和司法裁决迫使保险公司开始承担这一治疗方式的费用。然而当调查研究完成后,很明显地,这种疗法并未优于标准治疗,且具有更高的不良影响。因此,许多希望治愈或缓解疾病的患者都以失望告终,甚至一些患者还因为这种疗法而加速死亡。

4.8.6 富有同情心地使用研究性药物

当一种药物在批准的科研计划下被研究时,尽管数据尚未证实药物的有效性和安全性,但医生可以决定,它可能是患有随时威胁生命的疾病的患者唯一有效的治疗方法。FDA 有一项规定,允许医生和新药的申办者申请其用于治疗,这被称为"富有同情心地使用"(尽管 FDA 没有使用这个术语)。医生必须提供一个合理的依据让人相信这个药物可能是有效的,它的使用不会使患者暴露在重大的额外风险里,且目前没有令人满意的替代药物。此外,赞助公司必须申明其正在积极地进行药物上市准备。鉴于这些情况,FDA 可能在特定情况下,或在获得许可的情况下批准使用该药物。

4.8.7 临床研究中的伦理问题

所有临床研究人员都应遵守临床研究伦理,遵循受试者知情同意的要求以及主管机构(如 IRB)对协议的审查。最重要的是,他们必须意识到自己对患者的职责和对研究方案的责任之间存在的内在利益冲突。他们可能被问及,如果案例中某个特定患者的风险/利益比存在问题,那么这个达到研究纳入标准的患者是否应该纳入研究项目。这个问题可能出现在以下情况中,即一个新药在预先的动物和人类研究中被认为可能有效(与正式研究中的安慰剂相比),但在双盲试验中,医生和患者都不知道患者是在接受药物治疗还是安慰剂治疗。一些医生发现,这种情况在临床上和道德上都是不可接受的。另一些医生则担心,他们的患者可能被随机分配到劣势的疗法中。当临床研究人员认为接受治疗的多数患者似乎都从实验性药物而非标准治疗中获益时,可以考虑是否应该让患者继续使用该方案,或者让新的患者加入进来。

案例 1:临床医生正在进行一项预防心绞痛的随机双盲药物试验。他通过副作用来猜测哪个是标准药物,哪个是试验药物,从而有了研究药物疗效相比标准药物更好的印象。

评论:这位调查员似乎在两项责任之间感到困扰:使患者获益的责任和进行试验的合同责任。原则上,使患者获益的责任胜过所有其他责任。只有当调查员确信使用或不使用试验药物可能导致伤害时,继续进行才会变得不道德。然而在这种情形下,怀疑和临床印象不应该推翻科学发现的不确定性,直到收集的数据被完整分析为止。合理设计的临床试验应有监督机制,诸如计划的中期分析和数据安全监测委员会等来监测趋势,并处理关于临床印象的问题,以及在明显的利益或伤害证据变得具有说服力时终止试验。

案例 2:对一种新药的测试正在进行,以确定它在治疗巨细胞病毒性视网膜炎的功效,这种病在患有 AIDS 的患者中可以频繁发作,且能够导致失明。因此设计了一项严格的对照试验去尽可能地收集最有效的数据,因为药物已知的副作用必须被药物所带来的益处所弥补。对照试验的一个方面是将患者随机分配成两组,一组接受新药治疗,另一组接受目前已使用的两种最好药物的组合治疗。然而参与试验的医生发现,她的某些患者特别希望要求使用新药,理由是 AIDS 宣传网站宣称它能更有效地预防失明。因此,她想知道是否应该在对照试验之外提供药物。

建议:这不是一个富有同情心地使用的例子,因为还有其他治疗方法可用(见 4.8.5)。调查员不应该在试验之外提供药物,因为这个试验是建立在新药和旧药等效的假设之上;而根据临床疗效和药物毒性,这个试验的结果将证明其中一方优于另一方。在缺乏最终的或者令人信服的数据的情况下,和患者充分沟通,打消患者认为试验药物疗效更好的想法。在试验之外使用药物将混淆证明新药有效性所必需的证据。正如之前提及的晚期乳腺癌治疗中,试验药物的使用可能对患者造成直接损害。

案例 3:1999 年,一位患有鸟氨酸氨甲酰基转移酶缺乏症的 18 岁男性 Jesse Gelsinger 在参与一项基因治疗试验时死亡。他的病情通过饮食和药物治疗一直控制得很好,而他自愿参与试验的动机是为了促进科学的发展以及帮助患有同样疾病的患者。在他死后,有人发现试验的主要研究者是赞助该试验的公司的投资者。当 Gelsinger 自愿参与时,其并未被告知已经出现在这个试验里的某些严重副作用,而类似副作用导致了他的死亡。

评论:利益冲突往往发生在研究者能从试验结果中获益时。充分的知情同意(如在 Gelsinger 的案例中)或数据的分析可能影响研究受试者的选择。与个人经济利益相关的试验可能导致研究人员通过伪造数据或者解释模棱两可的数据来支持试验药物。尽管科学研究中一直存在着利益冲突——获诺贝尔奖、推广产品及发表论文等,近些年来的经济利益已显而易见。研究者可能是研究公司的创始人,或者持有股份,或者从自己的科学建议中获取过补偿,或者开展过有关产品利益的讲座。政府和专业组织的政策声明现在提倡,任何此类利益冲突都应当告知受试者(案例中 Gelsinger 并未被告知)。由 Jesse 的父亲提出的诉讼将追究该研究者的法律责任并进行行政处罚。

建议:政策、法规以及大多数研究机构的要求强调,研究者应采取以下行为:①向相关机构乃至研究对象揭露存在的经济利益;②在任何已发表的论文中确定其财务关联;③剥夺其实质利益;④参与到机制中来确保数据的有效性,如外部的同行评审。而即使此类规则不存在时,这些行为仍然有伦理上的说服力。此外,与药物赞助商有关联的医生应当避免作为这些公司的研究者。

这个案例也引出以下问题:研究对象在什么情况下才会成为研究者的患者?当 Jesse Gelsinger 自愿参与试验时,他并没有受到研究者的关注。我们强烈建议,即使同时担任着研究员和临床医生的角色,也应仔细区别两者间的差别。主要的研究伦理准则明确指出:"我的患者的健康将是我的首要考虑事项"(《日内瓦宣言》,WMA)和"对实验对象利益的关注必须始终优先于科学和社会的利益"(《医师誓言》,WMA)。如果研究人员认为研究过程中可能产生严重的不利影响,那么他或她就该对研究对象承担医生的角色。角色的选择始于对试验对象状况的认识,并在紧急情况下立即采取措施。届时上面提到的,有关从研究中撤出试验对象的考虑(见4.8.6)将变得有意义。随后,一名研究项目之外的医生应当接管任何必要的继续治疗的措施。

Association of American Medical Colleges. *Protecting Subjects, Preserving Trust, Promoting Progress. Policy and Guidelines for the Oversight of Individual Financial Interests in Human Subjects Research.* October 2002.

Department of Health and Human Services. *Financial Relationships and Interests in Research Involving Human Subjects.* March 2003.

4.8.8 临床教学

许多患者在开设有临床教学的机构接受治疗,他们的疾病及其诊断和治疗为医学专业的学生提供了学习实践技能的机会。通常,治疗将由学生提供,因此适当的监管在伦理上是必要的。然而,一些临床决策是为了教学而做出的,这样的决定可能与患者的利益或愿望相冲突。

Lo B. Ethical dilemmas students and house staff face. *Resolving Ethical Dilemmas: A Guide for Clinicians.* 5th ed. Philadelphia, PA: Lippincott Williams & Wilkins; 2013: chap 36.

4.8.9 同意成为示教对象

在教学性医院就诊时,患者通常会签署一份常规的同意书以示愿意参与教学过程。然而许多患者,特别是入院时患有严重疾病,或由于其他原因不能理解教学医院知情同意书含义的患者,可能没有被给以足够的知情同意来作为示教对象。大多数由教学医院接收的患者很少或根本不了解在这样一家机构中接受治疗的意义。他们不清楚医疗提供者教育和培训水平的不同,也没有意识到培训新临床医生和提供优质的治疗间可能存在的紧张关系。

当医学生或有经验的临床医生进行医疗操作时,知情同意应该根据风险水平的不同而不同。应该告知患者一个特定的程序将由学生完成的事实,并且其目的是教学,而不是对他们的治疗或者在治疗他们之余实施教学。学生应以学生的身份来定义自己,并礼貌地请求患者协助他们进行操作,同时患者的拒绝也应被接受。

在医学院开设病史采集和体检诊断课程时,许多患者将自己的病史记录提供给多个学生,并且毫无怨言地允许他们对自己的身体进行检查。特别重要的是,当偶有患者拒绝参与某种教学练习时,学生和老师应绝对尊重患者的意愿,而不是以任何方式威胁患者。医学生和医生必须记住,患者个人没有义务参与社会未来医生的培训。然而,患者们大多数都愿意这样做,所以临床老师与学生都应感激患者的配合。

在教学医院中,医学生们要学习抽血、静脉穿刺、腰椎穿刺、腹腔或胸腔穿刺术等操作。在学习这些操作时,学生必须是在主治医师、住院医师或者高级护士的监管下进行。学生们经常私下议论对这些操作的感受,他们十分希望学习这些技能,并相信必须掌握这些技术才能有效地发挥医生的作用。尽管如此,他们并不确定该如何接近患者,以及应该给患者透露多少信息,特别是对于那些尽管令人不适,但相对无害的操作,如静脉穿刺术。

案例 1:一位 52 岁的肥胖女性需要行腰椎穿刺,她已经签署了教学操作的知情同意书。一位有两年资历的住院医师带着两个医学生走进她的病房,他告诉患者,她需要一个合适的体位来进行穿刺定位,而当患者面向墙时,医生将注射器递给了医学生并表示让其抽取脊髓液。这名学生前一天已经看过住院医师进行这项操作,因此住院医师随后便离开了病房,但在几次不成功地尝试后,另一名医学生找到了返回病房的住院医师,而住院医师却说"你必须得学会这项操作"。

评论:这个案例不是一个伦理学问题;它是伦理上的暴行——没有考虑患者的感受,没有给予适当的知情同意,监管不充分并且没有做出简单易行的调整。在这种情况下,作为医学体系中层次最低的人,学生常常是被侵犯的对象。他们可能会感受到伦理的冲突,他们常常不知道怎样,以及对谁去宣泄自己的感受(见 4.1.4 中讨论的伦理困境)。

任何上级医师要求学生进行临床操作时,需要为整个过程和结果的安全性负责。他们应该在无经验的学生进行初次尝试时在场,而且应该让学生表达有关这个操作中的不适和疑惑。我们必须注意到上述案例首次出现在 1982 年出版的本书第 1 版中。

案例 2:一个 74 岁患有糖尿病酮症酸中毒的患者被送至医院时已昏迷且严重脱水。患者需要补充大量液体和胰岛素,目前已行外周静脉置管,主任医师建议进行中心静脉置管,他这么做的其中一个原因是为了让一个没有经验的实习生来练习这项技术。

评论:任何涉及风险的操作应仅用于诊断或治疗目的。风险操作决不应该完全或部分为其教学价值而进行。在案例 2 中,实习生对特殊的实践需求不应影响主任医师的临床判断。如果操作是无害的,如触诊或者听诊,或者仅涉及极小的不便(如让有共济失调步态的患者从椅子上站起来并在房间里走动),或者极小的不适(如扩展和弯曲关节炎肢体),应该允许学生进行这些操作。既不涉及风险也无不适感的无创操作,例如听诊或检查瞳孔及皮肤,即使对于缺乏决策能力的患者也是允许的。

案例 3:一名二年级的医学生正在私人诊所里接受外科医生的指导。一位 22 岁的女性已经准备进行阑尾切除术,并且正处于麻醉状态。这位外科医生表示学生可以对无意识的患者进行他的首次盆腔检查。

评论:这在伦理上是不可接受的。患者没有同意这项特别私人的操作,且尽管处于无意识状态,患者也遭受了对她尊严的侵犯,而且这项操作还违反了患者与医生的合约。这位学生在做检查时有可能感到十分尴尬。医学院在这个问题上应该制定详细的指导方针,并且如果可能的话,安排学生和患者都可以接受的教学经历。

Christakis DA, Feudtner C. Ethics in a short white coat: the ethical dilemmas that medical students confront. *Acad Med.* 1993;68(4):249-254.

4.8.10　在新近死者身上进行教学操作

许多教学项目使用新近死亡的尸体来教授各种微创性操作,包括气管插管,放置中央静脉导管以及心包穿刺术。在一项研究中,使用新近死者进行教学的项目中仅 10% 获得了来自死者家属的口头或书面同意。利用新近死者的尸体进行培训的支持者们认为,这对社会是有利的,且不会毁坏尸体,而此外也没有其他可用的良好选择。他们进一步争辩说,因为这是无害操作,所以没必要征求同意,并且悲伤的家属不应该再为那些没有伤害或者毁坏他们已故亲人的事情而烦恼。我们认为,尽管新近死者可能被用来教授某些操作,但是我们有伦理义务去寻求家属的同意,以证明我们承认和尊重新近死者的特殊身份。许多家庭都有着应该受到尊重的宗教或文化信仰。此外,私下秘密进行这些操作对包括医学生、护士在内的许多卫生专业人员来说是不应该的。最后,许多研究表明,如果以敏感而尊重的方式与家属沟通,可以很容易地获得家属的知情同意(如气管插管)。

4.8.11　尸体解剖

对新近尸体进行尸体解剖,通常是用于教学目的,而它如今仅在某些情况下执行。当死因不确定时,验尸官会要求尸体解剖,否则尸体解剖需要死者家属的同意。众所周知,犹太人和伊斯兰教的传统禁止尸体的肢体切割,但也有很少数情况允许某些例外,尤其是如果从尸体解剖获得的信息有助于其他人的生命和健康时。建议向宗教机构咨询这些规则,而在与接触家属时我们应该尤其谨慎。

4.9　公共卫生

4.9.1　问题9——是否存在影响临床决策的公众健康与安全问题?

公共卫生是预防疾病和促进人们健康的科学和实践。作为一门科学,它主要依靠流行病学调查来进行;作为一种实践工作,通常由疾病控制与预防中心以及当地卫生部门等政府组织实施。公共卫生的传统目标是控制传染病、保障水和食品供给安全以及应对自然灾害。最近,公共卫生转向了更为广泛的公众教育,通过警告健康风险事项、宣传健康生活方式,以及鼓励预防性治疗,如产前护理来提升公众健康管理。自2001年9月11日以来,公共卫生当局一直被要求应对生物恐怖主义袭击,并制订出处理生物、化学和核威胁的计划。许多公共卫生伦理问题是政策问题,超出了本书的范围。然而,公共卫生在几个方面与临床治疗相关。例如,保护公众免受传染病侵害,有时这与要求保密的医疗责任以及患者自主权相冲突。4.3.3和4.3.4已经讨论了保密问题,而以下情况表明防止传染病可能会限制个人自主权。

案例1：大多数医院和一些州制定的政策强制要求医护人员接种某些疾病的疫苗，特别是风疹和乙肝疫苗，有些州甚至不允许宗教或个人从这个政策中豁免。近年来，许多医院制定了类似的、要求医护人员接种流感疫苗的强制性政策。然而强制性接种流感疫苗存在着争议，因为这与风疹和乙型肝炎相比，它不太有效，且需要每年重复接种。

案例2：P. J. 先生是一名40岁的患者，因充血性心力衰竭恶化及呼吸困难加剧而入院。在先前的接诊过程中，P. J. 先生被发现是耐甲氧西林金黄色葡萄球菌（MRSA）的携带者，因此被置于隔离状态。这意味着进入 P. J. 先生的房间之前，医生需要穿戴好防护服和手套。P. J. 先生认为医生和护士不再像以往住院期间那样经常到他房间来探访他，因为那时他不知道自己是 MRSA 携带者，也没有被隔离。他向医生抱怨，并要求解除隔离，以增加医生和护士的访问频率。

评价：诸如 P. J. 先生这样的患者在医院内被隔离的原因是为了降低他向其他患者传播感染或传染性疾病的风险。因此隔离的获益会涉及第三方，而不仅仅是患者自己。有证据表明：①卫生保健工作者探访隔离患者的频率低于非隔离患者；②对隔离患者的呼叫响应较慢；③被隔离的住院患者更容易跌倒。有些人认为隔离程序在医院过于繁琐，而将患者隔离的风险/获益数据十分有限。

建议：为了展现对传染病问题的公共卫生关注，医院及 CDC 等监管机构应该根据科学证据提出隔离患者的建议，他们不仅要考虑第三方的获益，还要考虑隔离患者所增加的风险。而西非的埃博拉疫情（2014年）也引起了人们对恰当使用隔离程序的关注。

Bayer R, Gostin L. Public Health Ethics. Policy and Practice. New York, NY: Oxford University Press; 2006.

Faust HS, Upshur R. Public health ethics. In: Singer PA, Viens AM, eds. *The Cambridge Textbook of Bioethics.* 1st ed. New York, NY: Cambridge University Press; 2008: chap 36.

Lo B. Ethical issues in public health emergencies. *Resolving Ethical Dilemmas: A Guide for Clinicians.* 5th ed. Philadelphia, PA: Lippincott Williams & Wilkins; 2013: chap 43.

4.9.2　疾病流行期间医生的责任

术语"流行病"在专业上指疾病状况在人群中快速传播。这种疾病出现的案例超过了地方性流行水平（例如，很少有由罕见病例构成流行病的情况),并且快速传播,它们通常指那些积累速度足以引起临床医生注意的临床案例。例如,在大量医生接诊了以多种罕见症状首发的同性恋男子后,HIV/AIDS被认识到是一种流行病;其中一些医生还在医学杂志上报告了这些发现。流行病通常因多种传播介质造成,这些介质可能是众所周知的病毒或细菌,如流感病毒或脑膜炎球菌;也可能是从动物或昆虫群体中迁移到人类群体,却对这些中介宿主无害的未知介质。传染性微生物可能以多种方式传播:空气传播(如肺结核、流感),水传播(霍乱),血液和体液传播(HIV/AIDS、埃博拉病毒)等。因此,无论何时发现流行病,必须确定其来源、载体、毒力、疾病影响等。控制和遏制手段取决于对这些因素的正确解读,例如,广泛屠宰猪对预防猪流感无关紧要,因为猪很少将病毒传播给人类,以及对流行病特征进行正确和完整的教育。可以理解的是,恐惧会随着流行病的出现而发生,而且由于不准确的信息和意外事件,恐惧常常会引发公众的恐慌。公共卫生当局有责任宣传准确的信息,并设计合适的控制和遏制手段。疾病控制中心建立了能够提供最新疫情应对措施信息的网站(http://emergency.cdc.gov/recentincidents/)。

　　尽管职业道德要求医生将患者的利益置于自身利益之上,但在疾病流行期间,很多患者和疑似患病的人都属于每个医生的"患者"。在这种情况下,医生对这些患者的责任是什么? 这是一个古老的问题,每当新的、危险的传染病流行时便会再度出现。在关于医生责任的历史争论中,观点始终不一致:一些评论员主张即使在自身有风险的情况下,也需肩负起照顾患者的职责;其他评论员则认为这项服务不是一种责任,而是一种无私的行为,并且允许有许多例外情况;还有一些人建议避开伦理道德原则,以便能够为存活下来的人服务。流行病并非千篇一律:不同的传染性微生物、不同的传播方式,以及不同的健康状况都需要不同的反应。同样,提高对流行病学和传染病学背后科学的解读、研究治疗和预防的新方法,以及在连续发生严重感染时所获得的临床经验,这些都能更好地完善公共卫生措施。在20世纪,几种主要的流行病席卷全球:1918年的流感、脊髓灰质炎、HIV/AIDS,所有这些(称为大流行更恰当)事件引起了各种各样的反应。

　　出现于20世纪80年代的HIV/AIDS促使了对公共卫生措施、医疗保健和个人责任的全面审查与修订。2014年,1976年首次发现的埃博拉病毒引起的利比里亚、塞拉利昂和几内亚出血性疾病暴发,疫情达到了流行病规模,截至 2014 年底已超过 20 000 例,死亡人数超过 5 000 人,而在当时没有药物或疫苗是有效的。媒体报道迅速引起了航空旅客和志愿服务的卫生工作者对来自非洲的全球性流行病的恐惧。但这种担忧其实是过度的,因为这个在非洲国家蔓延的流行病主要是由于遏制这种传染病及迅速有效处理其受害者所需的医疗保健系统不足所造成。我们在本节中提出的大部分建议都源自对抗 HIV/AIDS 和埃博拉病毒的经历。

评论:医生一直以来认为来自患者和工作环境的感染均在职业风险范畴内。他们意识到必须要采取预防措施。同时,医生保护自身及家庭健康的义务是合法的。这种义务的程度必须通过风险的性质、概率和严重性,替代策略,对他人权利的侵害,以及各种行为造成的社会后果来进行评估。

建议:

以下几点与流行病期间医生的伦理相关:

(1) 所有卫生工作者应该注意到最新的信息,无论他们是否需要处理感染者或处于危险中的人。这种行为是可取的,因为任何医生都可能被问及流行病的情况。此外,所有医生都应留心关注其机构或其专业协会所推荐的保护措施。

(2) 根据已制定的协议,医生应报告与流行感染相关的任何症状。他们不应该根据个人判断而选择性地逃避报告。

(3) 医生必须避免将患者划分到不正确和令人误导的类别。例如,在 HIV/AIDS 流行的早些年,一些医生拒绝照料任何他们怀疑是同性恋的人。因此,必须根据合理的流行病学数据和表现出的临床症状来确定危险人群。

(4) 当出现确定的流行性疾病病例或高感染风险时,必须制订预防措施并评估其疗效。在 HIV/AIDS 初现的时候,针刺的危险得到了证实,因此针的使用与处置受到了严格规定,并开发了更安全的器械,这大大减少了医源性感染的机会。各种保护程序,如检疫、戴手套、戴面罩,甚至穿着全套防护服,可能都被标示了出来。这些保护措施必须正确并坚持使用。同时,医疗机构必须提供必要的防护物资,并结合其他适当的临床程序来抑制疾病传播。

(5) 在高风险情况下,志愿者通常是第一次进行这类治疗,而管理感染患者的医生和护士应该将其作为职业责任的一部分,并采取一切预防措施来保护自己和他人。这是一项严格的职责,只允许少数例外情况。高级医生和护士应该参与最高风险的医疗活动;而学员和学生应该参与相对受限的、更安全的活动。

(6) 必须维护对患者无私奉献者的职业声誉。医学传统赞扬那些治疗对自身有风险的患者的医生。医学的公共声誉部分取决于这一传统,同时公众也希望医生以这种方式进行医疗活动,只要这是合理的。在美国,医生一般都非常积极和负责任。1918 年的流感疫情夺去了许多坚守在患者床边的医生的生命。当 HIV/AIDS 的危险使许多医护人员受到惊吓时,AMA 道德与司法委员会指出:"医生不应该在伦理上拒绝治疗病情在医生能力范围内的患者……无论是艾滋病患者,还是感染了病毒的人,都不应该受到基于恐惧或偏见的歧视,尤其是来自医疗保健团体成员的歧视。"

AMA Council on Ethical and Judicial Affairs. Ethical issues involved in the growing AIDS crisis. *JAMA*. 1988;259(9):1360-1361. http:/www.ama—assn.org/ama/pub/ethicscodes/opinion9131. Accessed February 5, 2015.

4.10　机构伦理

临床治疗通常在有组织的医疗机构内进行,并在医疗保险计划和保险公司限制范围内的医院或诊所进行。临床决策和临床伦理学原则基于这些体制结构和政策建立。

4.10.1　问题 10——是否有机构和组织(如医院)内的利益冲突,而可能影响临床决策和患者的利益?

这个问题的回答显然是肯定的。医疗专业人员通常是医院的雇员,他们致力于保障医院的安全、稳定和声誉,同时也在制定政策及监督行医等方面发挥作用。在众多关系中,他们可能会面临利益冲突。此外,正如我们之前所见的,医院的财务能力可能会限制患者需要使用的资源。我们不会专门讨论这些问题,但是可以提出一些方法来解决矛盾或者通过某些方式来控制冲突,以避免其对临床决策造成不利影响。

近年来出现的医疗机构伦理学概念受到了卫生保健组织认证的联合委员会推荐,该组织鼓励由他们认证的机构开展医疗机构伦理学项目。医疗机构伦理学是指管理层和员工努力去表达他们在机构中指导商业或者政策方面有价值的假设。对机构进行伦理学审核可能揭示该机构员工对于如何良好地坚持其既定使命和价值观的态度和建议。机构应该在他们的使命、服务范围、患者保健服务质量持续改善的制度、疑难临床问题指导方针,以及纠纷解决流程等方面有着明确的政策和计划。应该有相关机制来制订、修改和监督这些政策和计划的实施。医疗机构伦理学应该以机构的最高水平实现;高水平的管理人员应该富有责任心,并且应该建立健全董事委员会或者类似的机构。本书前面部分提及的许多问题都只能在这样的政策和计划中得到妥善解决。

Gibson JL, Sibbald R, Connolly E, Singer PA. Organizational ethics. In: Singer PA, Viens AM, eds. *The Cambridge Textbook of Bioethics*. 1st ed. New York, NY: Cambridge University Press; 2008: chap 32.

Hall R. *An Introduction to Health Care Organizational Ethics*. New York, NY: Oxford University Press; 2000.

4.10.2　职业医学

医生可能在一个职能和结构与医生对患者的忠诚相矛盾的机构内工作。例如,军队医生、监狱医生,以及为产业服务的医生,可能会遇到利益冲突。作为医生,他们有义务为来看病的患者提供服务;作为职工,他们也对组织负有责任和义务。因此,伦理问题可能在两者间出现,尤其是那些涉及保密的问题。

案例:一名在使用十氯酮的工厂内工作的工人因持续性咳嗽问题访问了工厂的医生,这位医生做了粗略的体格检查后开出了止咳药。公司政策不允许过于积极地探究这类症状,直到其变得更加严重。同样公司政策还规定不建议向员工指出患肺病的可能性,或者提供有利员工的健康记录。

评论:这家公司的政策明显是不道德的,因为它将导致可从早期诊断和治疗中获益的患者由于治疗上的忽视而被剥夺走治愈的可能。接受这种政策的医生,其行为同样明显的不道德,因为在患者不了解医生的双重角色下,医生对患者的责任被忽视了。美国职业与环境医学学院的伦理原则规定,其成员应该"及时、有效地向患者传达有关其健康及健康风险的所有重要意见,并提供干预措施以恢复并改善健康状况并预防疾病",执业医师也有义务"辨识、确认和解决任何可能会扭曲判断疾病诊断完整性的利益冲突"(原则5、7)。这暗示应该解决冲突以帮助患者个体,尽管这有损于公司的利益。医生接受具有双重职责的职位时,应确保他们的雇主允许他们遵守伦理原则。

对于医生和其他卫生专业人员来说,最严重且具有挑战性的伦理学问题存在于战争期间。他们可能被要求参与"强化"审讯技术,虽然不必像探员那样,但是要保证这些高度危险的技术不会导致死亡或者严重的损伤。我们认为这种行为严重违背了伦理学。酷刑或者任何类似程序都旨在破坏受害者的尊严和自主权。

American College of Occupational and Environmental Medicine. Seven Ethical Principles of Occupational and Environmental Medicine; 2010. www. Acoem.org. Accessed February 12, 2015.

Jonsen AR, Sagan L. Torture and medical ethics. In: Stover E, Nightingale E, eds. The *Breaking of Bodies and Minds*. New York, NY: WH Freeman Co; 1985.

Lepora C, Millum J. The tortured patient: a medical dilemma. *Hastings Cent Rep*. May-June 2011;41(3), 38-47.

Singh A. Physician participation in torture. In: Singer PA, Viens AM, eds. *The Cambridge Textbook of Bioethics*. Cambridge. MA: Cambridge University Press; 2008: chap 44.

4.10.3　伦理委员会

在日常行医中,患者和医生一同做出重要决定。外部团体不会参与这些决定,除非主要治疗团队邀请他们参与。临床治疗中日益复杂的伦理问题促进了伦理委员会和伦理咨询的发展。联合委员会要求经过认证的机构拥有内部机构来处理医疗保健中可能出现的各种伦理问题,如知情同意、保密和临终关怀等问题。而大多数经过认证的机构都已指定他们的伦理委员会来履行这一职能。目前,美国几乎80%的医院和任何拥有超过300张床的医院都设有伦理委员会。

Joint Commission. *Comprehensive Accreditation Manual for Hospitals*. Oakbrook, IL: Joint Commission Resources; 2013. Patient Safety Systems Chapter. http://jointcommission.org/assets/1/6/PSC. Accessed February 12, 2015.

伦理委员会不同于机构审查委员会,后者侧重于根据联邦法规涉及人体试验和功能的研究,而伦理委员会则负责处理患者治疗过程中出现的问题。

伦理委员会是涉及伦理问题政策咨询的小组。其中一些委员会可能是形式上的,很少露面。但是,伦理委员会应该清楚自己的职能并熟悉行使途径,他们的首要问题是为其相关活动写一份工作描述。伦理委员会有责任熟悉生物伦理领域的文献和模式,也可以选择将其工作限制在医院当局关于伦理问题的政策建议中。然而,许多委员会承诺为那些向他们咨询有关临床伦理问题的人提供建议。这样做的委员会应该对临床伦理咨询进行自我教育,并为寻求律师服务以获取问题最佳知情意见的人提供帮助。当患者或家属与医生之间发生冲突时,伦理委员会可以使用争议解决技术(如非正式谈判或调解)替代诉讼。许多专业司法机构都赞成伦理委员会的理念,并以其作为在与患者被迫上庭前解决伦理争议的手段。

必须让患者和家属了解伦理委员会的存在及其职能。虽然近年来伦理委员会的数量大幅增加,且少有美国医院未设置伦理委员会,但目前并没有严格的研究来评估这些委员会的有效性,大家普遍认为有效的伦理委员会应具备以下特征:

(1)伦理委员会应该有来自医院管理部门和医护人员的认可和支持,这种支持应该包括能使委员会有效运作的充足资源。委员会应该清晰并适当地定位在机构的组织结构图里,且拥有指定的报告权限。

(2)伦理委员会成员应该是受到同行尊重的医院社区成员,这个委员会还应该拥有来自卫生保健机构以外的人员来代表非专业性问题的观点,并且可以为组织所服务的某些社区发言。委员会应该定期开会并保存审议记录和案件咨询记录,且根据相关法律规定,这些记录应该被保密。

(3)委员会应告知员工其存在和作用以及联系方式。同时,诸如偶尔大查房或午间会议等的教育功能应得到支助。

(4)应该给予成员和潜在的成员追求医学伦理学教育的支持和机会,许多教育机会已经可以在美国国内获得。

Lo B. Ethics committees and case consultation. *Resolving Ethical Dilemmas: A Guide for Clinicians*. 5th ed. Philadelphia, PA: Lippincott Williams & Wilkins; 2013: chap 16.

Post LF, Blustein J, Dubler NN. *Handbook for Health Care Ethics Committees*. Baltimore, MD: The Johns Hopkins University Press; 2007.

4.10.4　伦理咨询

许多伦理委员会就案件进行着各种形式的咨询。有些委员会指定某些成员(通常是主席)在引起他们注意的案件中进行调查和提供咨询意见。越来越多拥有生物伦理学研究生培养和临床伦理指导资格的人进入到医疗保健领域。医院可以聘请受过培训的人员与伦理委员会一起进行临床咨询。伦理咨询是建立在熟悉的专业咨询实践基础上的,也就是说,在特定医学科学领域具有特定知识和经验,且能够响应临床医生和患者的要求,对特定案例的现象进行审查并提供谨慎议案的人适合参与这类案情咨询。这些人可以为临床医生处理复杂病例提供有价值的服务。伦理咨询师应获得适当的医院认证。此外,伦理委员会和伦理顾问的结论只是建议性的,通常需向主治医师报告。

　　伦理咨询的核心目的是通过识别、分析以及解决个别案例遇到的伦理问题来改善治疗过程和结果。为了实现这个目标,有必要确定进行咨询的问题,并通过对患者和员工进行教育,以及提供知情并相互尊敬的讨论机会来促进问题解决。咨询也有助于深入参与的各方团体从不同的角度看待案件。

　　伦理咨询能力包括生物伦理学知识、相关职业伦理规范,以及相关卫生法律。伦理咨询师还应具备足够的医学知识来了解临床情况,以便与临床医生进行交流,同时还应具备伦理推理技巧,以及在团队中建立伦理方面共识的能力。几项评估伦理咨询的回顾性研究表明,患者和医生对咨询的满意度显著较高。同时还有几项小型研究表明,伦理咨询不会增加死亡率,且会减少患者在 ICU 的住院时间。伦理咨询的核心能力标准是由美国生物伦理与人文学会(American Society for Bioethics and Humanities)制定的,该学会是生物伦理学家的主要专业组织。

American Society of Bioethics and Humanities. *Core Competencies in Health Care Ethics Consultation*. 2nd ed. Chicago IL, 2013.

American Society of Bioethics and Humanities. *Code of Ethics and Professional Responsibility for Healthcare Ethics Consultants*. Chicago IL, 2014.

Andereck WS, McGaughey JW, Schneiderman LJ, Jonsen AR. Seeking to reduce nonbeneficial treatment in the ICU: an exploratory trial of proactive ethics intervention. *Crit Care Med*. April 2014;42(4):824-830.

Aulisio MP, Arnold RM, Youngner S. *Ethics Consultation: From Theory to Practice*. Baltimore, MD: The Johns Hopkins Press; 2003.

Schneiderman LJ, Gilmer T, Teetzel HD, et al. Effect of ethics consultations on nonbeneficial life-sustaining treatments in the intensive care setting: a randomized controlled trial. *JAMA*. September 3, 2003;290(9):1166-1172.

Tarzian AJ. Health care ethics consultation: an update on core competencies and emerging standards from the ASBH's core competencies update taskforce. *Am J Bioeth*. 2013;13:3-13.

　　建议:我们建议伦理委员会和伦理咨询师使用本书中的方法分析问题。

四个主题图表	
医疗适应证	**患者意愿**
有利原则和不伤害原则 1. 患者的医学问题是什么？这个医学问题属于急性还是慢性？是可逆还是不可逆？是紧急情况吗？是否是病情晚期？ 2. 治疗的目标是什么？ 3. 在什么情况下,医疗干预是没有指征的？ 4. 各种可选择治疗方案成功的可能性有多大？ 5. 总的来说,患者如何通过医疗及护理获益,且避免受到伤害？	尊重自主权原则 1. 患者是否已经被告知建议的诊断和治疗措施的利弊,并且理解了这些信息,表示同意？ 2. 患者是否神智正常和具备法定行为能力,或是否有证据表明患者没有行为能力？ 3. 如果患者神智正常,他表达了什么治疗倾向？ 4. 如果没有行为能力,患者是否在之前表达过治疗意愿？ 5. 对于没有行为能力的患者,谁是合适的代理人？ 6. 患者是否不愿意或者不能配合医学治疗？如果是,为什么？
生命质量	**情境特征**
有利原则和不伤害原则、尊重自主权原则 1. 无论治疗或者不治疗,对于回归正常生活的预期是什么？即使治疗成功了,患者可能经历什么样的生理、精神或者社会生活的不足？ 2. 对于不能表达或做出判断的患者,其他人是基于什么得出某些生命质量不是患者想要的？ 3. 是否存在偏见可能影响评估者对患者生命质量的评估？ 4. 关于提升和改善患者的生命质量,会引发什么特殊的伦理学问题？ 5. 生命质量评估是否会引发改变治疗方案的问题,例如放弃维持生命的治疗？ 6. 在决定放弃生命维持干预后是否有计划提供镇痛的方法和安慰患者？ 7. 医学上协助死亡在法律和伦理上是否允许？ 8. 自杀的法律和伦理地位是什么？	公正原则 1. 是否存在专业的、跨专业的或者商业的利益,可能在临床治疗患者的过程中产生利益冲突？ 2. 除了临床医生和患者,是否存在其他利益相关方,如家属是否也因临床决定有合法利益？ 3. 第三方合法利益对患者的隐私影响的边界在哪？ 4. 是否有经济因素引发了临床决策中的利益冲突？ 5. 是否存在稀缺卫生资源分配问题而可能影响临床决策？ 6. 是否存在可能影响临床决策的宗教问题？ 7. 可能影响临床决策的法律问题是什么？ 8. 是否有临床研究和教育的考虑而影响临床决策？ 9. 是否存在影响临床决策的公众健康与安全问题？ 10. 是否有机构和组织(如医院)内的利益冲突,而可能影响临床决策和患者的利益？

版权所有，侵权必究！

图书在版编目（CIP）数据

临床伦理学：医学实践中的伦理学决策/（美）艾伯特·R. 琼森（Albert R. Jonsen）原著；万静主译
· —北京：人民卫生出版社，2021.11
ISBN 978-7-117-32420-5

Ⅰ.①临⋯ Ⅱ.①艾⋯②万⋯ Ⅲ.①临床医学-医学伦理学-研究 Ⅳ.①R-052

中国版本图书馆 CIP 数据核字（2021）第 232430 号

人卫智网	www.ipmph.com	医学教育、学术、考试、健康，购书智慧智能综合服务平台
人卫官网	www.pmph.com	人卫官方资讯发布平台

图字：01-2017-6564 号

临床伦理学：医学实践中的伦理学决策
Linchuang Lunlixue：
Yixue Shijian Zhong de Lunlixue Juece

主　　译：万　静
出版发行：人民卫生出版社（中继线 010-59780011）
地　　址：北京市朝阳区潘家园南里 19 号
邮　　编：100021
E - mail：pmph @ pmph.com
购书热线：010-59787592　010-59787584　010-65264830
印　　刷：三河市延风印装有限公司
经　　销：新华书店
开　　本：710×1000　1/16　印张：12
字　　数：190 千字
版　　次：2021 年 11 月第 1 版
印　　次：2022 年 1 月第 1 次印刷
标准书号：ISBN 978-7-117-32420-5
定　　价：68.00 元
打击盗版举报电话：010-59787491　E-mail：WQ @ pmph.com
质量问题联系电话：010-59787234　E-mail：zhiliang @ pmph.com

59